吞咽障碍评估技术

Assessment Techniques of Dysphagia

主　审　窦祖林

主　编　温红梅

副主编　卫小梅　李　响

编　者　（按姓氏笔画排序）

卫小梅　　王玉珏　　王亭贵　　田文栋　　许长城

李　响　　李　超　　张　慧　　陈　婷　　陈丽珊

陈梅香　　陈超刚　　周惠嫦　　郑　昊　　宫本明

宫本陈敏　贺涓涓　　唐志明　　陶　金　　梁　鹏

韩晓晓　　程璘令　　温红梅　　谢纯青　　戴　萌

电子工业出版社

Publishing House of Electronics Industry

北京·BEIJING

图书在版编目（CIP）数据

吞咽障碍评估技术 / 温红梅主编. —北京：电子工业出版社，2017.6

ISBN 978-7-121-31599-2

Ⅰ.①吞… Ⅱ.①温… Ⅲ.①吞咽障碍–评估方法 Ⅳ.①R745.104

中国版本图书馆CIP数据核字(2017)第120668号

策划编辑：王梦华

责任编辑：崔宝莹

印　　刷：北京顺诚彩色印刷有限公司

装　　订：北京顺诚彩色印刷有限公司

出版发行：电子工业出版社

　　　　　北京市海淀区万寿路173信箱　　　邮编：100036

开　　本：787×1092　　1/16　　　印张：11.5　　　字数：220千字

版　　次：2017年6月第1版

印　　次：2017年6月第1次印刷

定　　价：89.00元

凡所购买电子工业出版社图书有缺损问题，请向购买书店调换。若书店售缺，请
与本社发行部联系，联系及邮购电话：（010）88254888，88258888。

质量投诉请发邮件至zlts@phei.com.cn，盗版侵权举报请发邮件到dbqq@phei.com.cn。

本书咨询联系方式：QQ 375096420。

主要编者 Editor

（排名不分先后）

周惠嫦　　佛山市第一人民医院康复医学科　　主任技师

谢纯青　　中山大学附属第三医院康复科　　主管技师

陈丽珊　　佛山市第一人民医院康复科　　主管技师

温红梅　　中山大学附属第三医院康复科　　主任医师

李　响　　山东济宁医学院附属医院康复医学科　　副教授/副主任医师

陈　婷　　福建省立医院耳鼻咽喉科　　副主任医师

郑　昊　　福建省立医院耳鼻咽喉科　　主治医师

卫小梅　　中山大学附属第三医院康复科　　主治医师

王亭贵　　台湾大学医学院复健科　　教授

唐志明　　中山大学附属第三医院康复科　　主治医师

陶　金　　中山大学附属第三医院消化内科　　副主任医师

田文栋　　南方医科大学南方医院耳鼻咽喉科　　副主任医师

贺涓涓　　中山大学附属第三医院康复科　　主治医师

宫本明　　日本神户国际大学康复学部　　准教授

宫本陈敏　　日本蓝野大学保健医疗学部　　讲师

程璐令　　广州医科大学附属第一医院、广州呼吸疾病研究所　　教授/主任医师

陈超刚　　中山大学孙逸仙纪念医院临床营养科　　副主任医师

序

吞咽障碍是指由于下颌、双唇、舌、软腭、咽喉、食管等器官结构和（或）功能受损，不能安全有效地把食物输送到胃内的过程。广义的吞咽障碍是指由于情感、认知、感觉和（或）运动功能受损，使食物不能安全、有效地经口腔输送至胃，造成患者发生营养不良、脱水、吸入性肺炎等并发症，严重者甚至死亡。

吞咽障碍是许多疾病常见的共同症状，经筛查发现吞咽问题，通过临床评估与仪器检查判定吞咽障碍的部位和性质，进而有的放矢地开展治疗、解决问题是临床医务工作者应遵循的原则。目前，国外行之有效的评估体系在国内很少开展，许多相关学科临床专业人士包括医生、护士、治疗师知之甚少。因此，我们精心组织编写一部比较全面的介绍吞咽障碍筛查、临床评估与仪器检查的专业著作实属必要。

全书共分十一章，系统详细地介绍了临床常用的主客观评估方法、吞咽造影的定性和半定量分析、喉镜检查、影像学检查、误吸和营养的评估。本书不仅涵盖了国内外常用的方法与技术，我所领导的吞咽团队在临床与研究中许多客观、量化的前沿评价技术和成果也有充分的展现，加之使用精美的全彩印刷，深信读者通过阅读此书会获益匪浅。我更希望通过本书的出版，推动临床对吞咽障碍评估更为广泛的重视，并借助这些技术与方法及时发现吞咽问题，为解决问题提供依据，让患者食之愉悦。

温红梅教授与我共事多年，在神经系统疾病的认知、吞咽障碍方面开展了多年的临床与科学研究。2014年我安排她去美国哈佛医学院 Spaulding 康复医院进修学习 1 年，返国后她更加勤奋努力、扎实工作、不断精进。此次她作为主编牵头编写此书，以我们吞咽障碍团队成员作为班底，汇聚国内相关学科知名专家一起精心编纂，历时半年完成书稿的撰写。通览全书，无论是内容的深度与广度，还是编排的结构与形式，都给人一种层次分明、赏心悦目之感。本书的内容与表达都是倾情展现，大大超出我的预期。现应温红梅教授之邀，欣然为本书作序，也借此机会对电子工业出版社的有关领导与编辑致以衷心的感谢！

窦祖林

2017 年 4 月 26 日于广州

前　言

Foreword

　　进食是人的基本需求，也是生存之源。吞咽障碍的存在动摇了生存的根本，显著增加了患者发生营养不良、脱水和吸入性肺炎等的风险，甚至造成死亡。只有通过对吞咽障碍及相关问题进行筛查和评估，发现问题及原因，才有可能进行个体化的有效治疗。然而，在临床工作中尽管筛查和评估方法众多，但缺乏有针对性、规范化的论述吞咽障碍评估技术的专著，影响了临床吞咽功能评估的有效开展和普及。因此，我们以本团队在吞咽障碍方面多年的临床、教学和研究的成果为基础，并参考国内外的相关专著及文献，编写了《吞咽障碍评估技术》一书，期望它成为从事吞咽障碍临床与研究工作的医生、护士、治疗师实用的参考书和工具书。

　　在编写过程中我们始终遵循科学性、实用性和先进性的原则。全书层次分明，条理清晰，介绍了吞咽障碍的临床评估和仪器评估，以及安全性和有效性的评估方法，图文并茂，详细具体，实用性强，力求对临床工作有较好的指导价值。除了常规评估方法外，亦介绍了一些在科研中应用的新型评估技术以及研究进展。

　　本书在编写过程中，始终得到窦祖林教授的大力支持。他亲自审定了编写大纲与目录，定稿之前还在百忙之中审阅了全稿，提出了许多宝贵的修改意见。本书中诸多具体内容来自他所领导的吞咽障碍团队的临床积累与科研成果，有些内容尚属首次发表。值此专著面世之际，再次向这位吞咽障碍领域国内外知名的学者、中国名符其实的吞咽障碍领域的开创者、首席专家致以衷心的感谢！

　　由于吞咽障碍领域博大精深，技术进步日新月异，加之知识所限及时间有限，书中难免有疏漏之处，敬请读者见谅并反馈宝贵意见，不胜感激。

温红梅

2017 年 5 月于广州

目 录

Contents

第一章 吞咽障碍的临床评估

吞咽障碍（dysphagia）临床评估的目的是为了确定吞咽障碍是否存在；提供吞咽障碍的解剖和生理学依据；确定患者误吸的危险因素，预防误吸发生；明确是否需要改变营养方式，以改善营养状态；评价各治疗手段的疗效，为进一步检查和治疗提供依据。而对吞咽障碍和康复机制的深入研究，则要求有较为全面的检测和更为客观的检查作为评估的基础。吞咽障碍的临床评估包括：主观评估、客观评估和摄食评估。

第一节 应用范围

一、对象

根据吞咽障碍的分类，神经性疾病和结构性疾病患者都是吞咽障碍评估的潜在对象。临床上会导致吞咽障碍的常见疾病如下。

（一）伴发吞咽障碍症状的神经性病变

1. 中枢非退行性疾病　①脑血管疾病；②颅脑外伤；③脑部肿瘤；④脑性瘫痪；⑤延髓空洞症；⑥ Arnold-Chiari 畸形等。

2. 中枢退行性疾病　①阿尔兹海默病；②帕金森病；③亨廷顿病；④核上性麻痹等。

3. 运动神经元病　肌萎缩侧索硬化等。

4. 周围神经疾病　吉兰 - 巴雷综合征等。

5. 神经肌肉接头病变　①重症肌无力；② Eaton-Lambert 综合征（肿瘤旁胆碱释放障碍）；③肉毒毒素中毒；④药物：氨基糖苷类等。

6. 肌肉疾病　①眼咽肌型营养不良、强直性营养不良、Duchenne 型肌营养不良；②皮肌炎、多发性肌炎、包涵体肌炎；③代谢性肌病等。

（二）伴发吞咽障碍症状的结构性病变

1. 炎症　①非特异性食管炎；②反流性食管炎。

2. 肿瘤和肿瘤术后　①鼻咽癌；②下咽癌；③喉咽癌；④纵隔肿瘤；⑤肺癌；⑥食管癌、食管癌术后吻合口狭窄等。

3. 化学性损伤　①摄入强酸、强碱等腐蚀剂；②药物性食管炎；③食管静脉扩张行硬化剂治疗。

4. 放射性损伤　头颈部肿瘤放疗术后。

5. 手术后　①胃底放置抗反流器具；②颈部手术；③颅后窝手术等。

6. 其他　①颈椎骨质增生；②咽食管憩室；③口腔干燥；④贲门失弛缓症；⑤食管裂孔疝等。

二、应用价值及不足之处

（一）应用价值

在吞咽障碍的诊断和治疗过程中临床评估是第一步，也是重要的一步。完整的临床评估能够描述和解释症状，较全面地检查口腔的感觉与运动功能，有助于明确更进一步的诊断。临床评估应当在所有其他诊断性检查之前进行，如吞咽造影检查（videofluoroscopic swallowing study, VFSS）、软管喉镜吞咽功能评估（flexible endoscopic evaluation of swallowing safety, FEES）。相对于仪器检查来说，临床评估程序较为简便，涉及的人员较少，费用也相对低廉。

（二）不足之处

虽然临床评估对于任何吞咽功能的评价都是非常重要的，但有其局限性。它并不能观察到整个吞咽过程的通道，所以不能提供口腔、咽及喉部结构与功能的某些信息。由于观察不到咽，所以不能知晓吞咽所需时间，也不能了解咽的力量、压缩食团的能力或吞咽后是否有残留。由于看不到喉部，所以无法直接观察到患者是否有误吸或误吸是如何发生的。因此，临床评估不是吞咽障碍评价的金标准。

临床评估有时还会受到环境或患者本身的限制，只能做一部分检查。如果患者身体状态较差或认知障碍严重，则无法耐受或配合整个检查，需要择期重复检查。

三、所用物品

基本的工具包括一个小手电筒和一块压舌板。准备正常的口颜面解剖学外观图，有助于在检查时向患者解释正常的吞咽过程。

其他所需物品包括：①小喉镜或冰棉棒，用于触觉或冷刺激；②喂食工具，如汤匙和杯子，有时需要注射器、导管、吸管等；③食物和液体，如水、冰块、浓流质、糊状食物、饼干或其他小块的需咀嚼的固体食物；④接吐出物的容器，如杯子、小塑料桶或盆等；⑤围裙、毛巾或纸巾；⑥吸痰设备，以防食物进入气管；⑦提供非食物刺激的工具，包括纱布卷或包着弹性吸管的纱布、柠檬汁、糖水与盐等。

第二节　主观评估

主观评估（subjective assessment）是指由患者本人、照顾者、家属及重要的其他人所提供的病历资料，包括主诉、既往有关的主客观检查及其诊疗过程。医生、治疗师、护士每次与患者面谈时，所提及的有关症状及功能不佳的描述都被视为主观资料，应做好相应的记录。在首次接诊患者时，医生应了解患者的主诉、询问病史，从主观上发现患者是否存在吞咽障碍。

一、主诉

临床评估的第一步从患者的主诉（complain）开始。吞咽障碍可能表现为多种不同的症状，或是不同的症状组合。许多患者的症状与吞咽或进食的关系较明显，而在其他一些患者中，症状和吞咽的关系并不明显。仔细分析患者的这些主诉，可以初步鉴别口咽性或食管性吞咽障碍，有助于吞咽障碍的病因诊断（表1-1）。

表1-1　吞咽障碍主诉询问要点

发生的部位和时间

　　口：咀嚼、食团聚集、吞咽启动等方面有困难

　　咽：症状出现在吞咽时，或噎呛发生于吞咽完成后，提示为咽内残留食物的误吸

　　食管：症状由吞咽引起，胸骨后痛

发病情况、频度、进程

　　发病情况：与某种事件（如脑卒中、服食药丸时梗堵）有关的突然发病

　　频度：间断的，还是持续的

　　进程：症状的进展和严重程度

诱发因素和代偿机制

　　食物硬度（性状）：固体、半固体、液体

　　食物的温度：热、冷

　　疲劳情况：是否出现在疲劳时

　　代偿策略：是否采取吸吮法、头颈部转动或倾斜等代偿手段

主要症状

　　言语或声音的改变

　　机体衰弱

　　肌肉控制力缺失，特别是在头颈部

　　噎呛或咳嗽

　　反复多次吞咽，或"清嗓"动作增加

　　呕吐：咽性、鼻性、食管性或胃性，进食后即刻或延迟发生，呕吐物为未消化的食物、腐烂
　　　　物或分泌物

续表 1-1

咽喉部梗阻感，黏附感
疼痛：局部性或放射性，吞咽痛（食团通过时痛感）

次要症状或发生并发症的证据

体重减轻，缺少活力，包括因脱水而致者

食欲不振

呼吸道症状：咳嗽，痰量增多，气短，呼吸道感染，反复发生肺炎

睡眠障碍（因清理分泌物或反流所致）

唾液分泌：流涎过多或口干

（一）口咽性吞咽障碍（oropharyngeal dysphagia）

由表 1-1 可见，口咽性吞咽障碍患者常表现为流涎（drooling），食物含在口中，反复咀嚼不下咽；吞咽时呛咳或作呕、反酸；进食时咽部有异物感，食物哽在咽喉部，不能吐出口或咽内的分泌物；进食时或进食后立刻出现呼吸异常；吞咽时疼痛等。

1. 梗阻感　吞咽障碍患者常见的主诉是梗阻感（obstructive），患者常常将这种感觉描述为食物或液体黏附（get stuck）在咽或胸部。有些患者使用"饱胀感（fullness）"，偶尔会用"窒息（asphyxia）"一词描述同样的感觉。一般认为，尽管患者能准确指出吞咽困难的梗阻位置，但事实并不完全如此。约 1/3 的患者指出的位置比吞咽造影检查记录高出许多，指出部位在梗阻部位以下的较少。

2. 咳嗽或呛咳　咳嗽或呛咳（cough or choking）是对起源于咽、喉部或肺部各种刺激的一种非特异性反应。如果咳嗽在吞咽时或吞咽后即刻发生，则强烈提示吞咽有问题。然而，由于人类通常是采用连续吞咽的方式，患者可能没有意识到咳嗽和吞咽的联系。其他掩盖这种联系的因素还可能有口腔食物过早流入咽，咽部食物的清除不完全和食管内容物反流至咽。所有这些咳嗽的原因使患者难以意识到其与吞咽的关系。

梗阻感或咳嗽剧烈时，患者有时也描述有"窒息"感。尽管这两者都可发生在吞咽障碍患者中，它们却意味着不同的疾病机制。在分析症状时，理解患者用词的真正意义很重要。

3. 隐性误吸　吞咽障碍的临床表现很典型，但有些患者即使食物进入气管，仍然一点症状也没有，称为隐性误吸（silent aspiration）或无症状性误吸。

隐性误吸是指食物、液体或唾液渗透到声门下未引发咳嗽。据统计，隐性误吸在吞咽困难患者中发生率可高达 40%，而临床上很难确认。临床上必须高度警惕

患者发生隐性误吸。如果患者有肺炎病史、咳嗽无力或无咳嗽，进食后声音湿润嘶哑，出现低热等症状，应注意有隐性误吸的可能。

（二）食管性吞咽障碍（esophageal dysphagia）

食管性吞咽障碍的特征性主诉包括胸痛、胸部堵塞感、延迟反流胃内容物、慢性胃灼热感，进食后呕吐、鼻腔反流等。

1. **反流** 反流（reflux）是指食物或液体已通过口腔或咽以后再返回去或返至鼻腔的现象。正常吞咽的生理机制保证了吞咽时食物的单向协调性运动。反流时，无需用力食物就返回到口腔或咽，患者常主诉有胃灼热感、胸痛。这与呕吐不同，后者常有恶心、干呕、腹部肌肉和膈肌收缩等表现。当反流物有酸臭味时，患者通常有吞咽障碍。酸苦、酸臭味的食物或液体提示至少一部分反流物到过胃。当有酸臭味反流出现时，患者的吞咽障碍问题可能是由于胃-食管反流疾病引起的。

2. **其他问题** 除反流外，尚有以下三个主要问题，应引起足够的重视。

（1）进食固体食物时困难，还是进食液体时也困难：对液体和固体食物都存在吞咽困难，尤其是间歇性发作伴胸痛者，提示食管动力障碍；如仅进食固体食物时发生吞咽困难，则提示机械性梗阻可能，且食管内径 < 15mm。

（2）吞咽障碍呈间歇性，还是进展性：如呈进行性加重，要怀疑消化性狭窄或肿瘤性疾病。

（3）是否与胃灼热感关联：消化性狭窄的患者常常有长期胃灼热感和反流病史，而无体重减轻；食管癌患者多见于老年男性并伴有体重减轻；其他如夜间症状（睡眠障碍、呼吸暂停）等，对诊断也有帮助。需要注意的是，有些食管性吞咽困难的患者，如环咽肌功能障碍，也可能主诉颈部不适，类似于口咽性吞咽困难的症状。

（三）并发症

1. **呼吸系统** 根据吞咽障碍的种类，患者可表现为咽喉痛、声音嘶哑、气短和胸部不适等症状，吞咽障碍与这些症状的关系可能不明显。所有这些症状也可能由其他因素引起，与吞咽障碍没有特异性关联，要注意鉴别。

2. **神经系统** 由于吞咽障碍常继发于神经性疾病，合并言语问题、认知障碍，乃至反应迟钝、痴呆等，有可能影响到沟通交流能力。

应详细记录吞咽障碍发生的时间及日期，是进展性还是突发性，是否与其他疾病并发或继发于其他疾病。

（四）其他表现

气管插管、气管切开、镇静、麻醉状态的患者无法表达，因此，并非所有患者都可以叙述他们的症状，有些描述是不可信或虚构的。临床医生和治疗师也可以直接或通过家属、照顾者及喂食者等相关人员，观察和了解患者是否存在下列提示吞咽障碍的表现。

1. 进食行为的变化　进食时摆弄食物、咬下食物的大小不适当；试图吞咽时有情绪变化；进食时间很长或进食时停顿、中断；咀嚼费力，反复多次吞咽；进食时头颈部常做某种运动。

2. 进食环境和选择食物的变化　不愿在公众餐厅用餐；偏食，不吃某种质地较硬或较软的食物。

3. 声音的改变　发音困难，声音"湿润"，嘶哑。

（五）继发症状

吞咽障碍患者最常见的继发症状是体重减轻，反复发生的肺部感染，其次为饮食习惯、食欲、味觉改变等。

二、病史询问

病史询问侧重于收集与吞咽有关的既往病史及其相应的检查、治疗情况。由于主要是由患者和（或）家属提供，既往病历记载仍是主观评价的一部分，通常包括如下内容：①一般状况；②家庭史；③既往吞咽检查；④神经系统情况；⑤内科情况；⑥外科情况；⑦精神和心理病史；⑧现在和既往服药情况，处方药和（或）非处方药；⑨X线检查。这与临床病历记录基本一致（详见下述）。

1. 神经系统　尤需注意患者神经系统疾病史，如脑卒中、脑外伤、神经系统感染、脱髓鞘性神经疾病、阿尔茨海默病、帕金森病、神经肌肉萎缩等，这些疾病会影响吞咽的感觉及运动功能。

患者的高级脑功能和意识状态，对吞咽过程亦有影响。初步认知功能情况的判定，如定向力、理解力、记忆力、计算力等，可在病史询问过程中获得。

2. 心血管系统　心血管系统的问题会影响患者的身体状态，使其容易疲劳。

3. 呼吸系统　吞咽障碍的患者常有食物或液体误吸的现象，因此常有吸入性肺炎或肺功能障碍的病史。下列症状之中有3项，即为肺炎的征兆：①白细胞增高；②X线有炎症的表现；③长期不明原因的低热，体温持续在38℃左右；④带有脓性分泌物的咳嗽；⑤血氧分压降低，$PO_2 < 70mmHg$；⑥呼吸道、肺听诊有异常，如异常支气管呼吸音、湿性啰音等。

4. 胃肠消化系统　临床表现也很重要，尤其是胃–食管反流，可影响口腔、咽喉及食管的功能。

口腔护理及牙齿的状况也很重要。口臭可能是由于环咽肌、贲门失弛缓症或食管长期梗阻致管腔内食物残渣积聚，然后缓慢分解产生臭味所致。

5. 药物　很多药物可影响吞咽功能，在病史询问中应予注意。抗抑郁药可引起黏膜干燥、嗜睡；镇静剂可影响精神状态；利尿剂会使患者觉得口干；肌松剂使肌力减退；抗胆碱药可导致口干、食欲差；表面麻醉药会抑制咳嗽反射等。

6. 其他　需记录的病史，如鼻咽癌、口腔癌、口、咽喉部切除或放射治疗后及烧伤等，往往造成咽、食管平滑肌炎症、纤维化或增生，使管腔变窄；既往住院史、手术史，既往声音、语言或吞咽问题及其医疗干预等均需详细记录。社会活动包括独立性及可获得的支持程度，也会影响诊断及治疗过程，应注意询问与记录。

三、营养状态

由于患者营养摄入不足，常有贫血（anemia）、营养不良（malnutrition）及体重下降（weight loss）。患者抵抗力下降，伤口愈合减慢，容易疲劳。食欲亦由于吞咽困难的存在而减退。

1. 注意询问营养摄入的方法　询问患者采用的经口进食的工具如汤匙或吸管，非经口进食的喂养管如鼻饲管、胃造瘘管、十二指肠管、空肠管。向患者或照顾者详细询问何时、使用何种方法及摄入何种营养物非常重要，可据此判断营养摄入方法是否适合。

2. 注意询问食物及液体摄入的类型、数量及频率　患者是否因为吞咽障碍而改变了饮食习惯（eating habit），是否喜欢或讨厌某一类型的食物，患者是否在一天中的某些时间进食量比其他时间多或少。这些信息对制订饮食计划有重要参考价值。

四、心理问题

吞咽是对于生理和心理健康都有着重大影响的复杂运动功能。进食不但对保证营养起重要作用，还是社会交往的一个重要方面。吞咽障碍影响的是人类最基本的社会生物学功能，即进食和饮水的能力。只有在吞咽出现问题时，才会真正认识到进食与饮水作为我们社会活动的一部分所具有的重要意义。如果不能控制流涎，患者与他人的相互交流会受到严重影响，使个体变得孤立。由此可见，吞咽障碍可引发许多心理问题，如焦虑、羞耻、窘迫、恐惧及自尊心下降等。据统计，约33%的吞咽障碍患者存在抑郁状态，如此高发生率的精神障碍问题在临床上却经常被忽视。因此，理解吞咽障碍患者及其家人、感知吞咽障碍对他们生活的影响非常重要。

因此，在主观资料的收集过程中，应特别注意患者存在吞咽障碍时的自我感受，包括心理压力、不良与恐惧心理、精神健康、社会功能、疲劳及睡眠等情况。

第三节　客观评估

一、问卷筛查

筛查（screening）可以间接了解患者是否有吞咽障碍，以及相关的症状和体征，如咳嗽、肺炎病史、食物是否由气管套管溢出等。筛查的主要目的是发现吞咽障碍的高危人群，判断是否需要做进一步的诊断性检查。

（一）自我筛查量表

吞咽障碍的筛查不仅针对住院患者进行，也可在家中或社交生活中进行。通过表 1-2 的筛查，可以发现患者存在吞咽障碍的可能性，尽早进行相关的诊治，避免由于吞咽障碍而导致的并发症。

表 1-2　吞咽障碍患者的自我筛查量表

意识或认知状况的异常
□ 迟钝、昏迷、谵妄、痴呆，服用大量镇静剂
□ 进食时摆弄食品，咬下食团的大小不适当，试图吞咽时有情绪变化
进食环境和选择食物的变化
□ 不愿在公众餐厅用餐
□ 不吃某种质地较硬或较软的食物
□ 进食的时间很长或进食时停顿中断
□ 进食时头颈部常做某种运动
□ 咀嚼费力，反复多次吞咽
□ 吞咽时发生咳嗽或噎呛，常需做"清嗓"动作
吞咽功能障碍的表现
□ 发音困难，声音"湿润"、嘶哑
□ 局部肌肉功能障碍，如面部两侧不对称，出现异常反射或肌张力障碍（如痉挛性斜颈），肌肉动力障碍（肌肉条索化、萎缩）
□ 流涎，食物在口内滞留
□ 频繁"清嗓"
患者的主诉或表现
□ 吞咽启动困难
□ 咽喉部或胸部梗阻感
□ 呕吐或反酸

□ 不能吐出口或咽内的分泌物

□ 不能解释的体重减轻

□ 进食时或进食后立刻出现呼吸异常

□ 吞咽时疼痛

（二）进食评估问卷调查工具 -10

进食评估问卷调查工具 -10（eating assessment tool-10，EAT-10）是由 Belafsky 等于 2008 年研发的吞咽障碍筛查工具，其目的为识别吞咽障碍高风险人群，对症状严重性、生活质量和治疗有效性进行结局测量。EAT-10 由 10 个问题组成，包括各种吞咽障碍症状、临床特点、心理感受、社交影响。每个问题分为 5 个等级：没有（0 分）、轻度（1 分）、中度（2 分）、重度（3 分）和严重（4 分）。EAT-10 总分 ≥ 3 为异常。

EAT-10 中文版仅适用于已有饮水和进食经历的患者，EAT-10 中文版对评估急性期脑卒中患者有良好的信度和效标、效度。当分界值为 1，EAT-10 总分 ≥ 1 时灵敏度和阴性预测值最佳，能够较好地预测急性期脑卒中患者吞咽障碍、吞咽能力受损、渗透和误吸（表 1-3）。

表 1-3　进食评估问卷调查工具 -10（EAT-10）

1. 我的吞咽问题已经使我的体重减轻
2. 我的吞咽问题影响到我在外就餐
3. 吞咽液体费力
4. 吞咽固体食物费力
5. 吞咽药片（丸）费力
6. 吞咽时有疼痛
7. 我的吞咽问题影响我享用食物时的感觉
8. 我吞咽时有食物卡在喉咙里的感觉
9. 我吃东西时会咳嗽
10. 我吞咽时感到紧张

二、临床评估

临床评估是指由专业人员或语言治疗师根据患者有关吞咽的症状和体征，判断吞咽困难是否存在及其程度的方法。专业人员负责记录评估结果，并且根据患者的病情变化进行定期评估。

（一）内容和目的

1. 临床评估的主要内容

（1）患者的一般状况、认知功能、姿势控制等情况。

（2）吞咽困难的相关主诉。

（3）吞咽器官的结构、感觉、运动及反射功能的体格检查。

（4）直接摄食评估：让患者吞咽不同体积及黏度的食物，通常包括水、糊状、固体这 3 种黏度的食物，观察吞咽过程中的异常表现。

2. 临床评估的目的

（1）通过临床评估，专业人员需要得到以下的信息。

①是否存在误吸及吸入性肺炎。

②初步确定吞咽器官功能异常的部位及性质。

③患者能否经口进食或需要何种肠内营养支持。

④判断是否需要进一步仪器评估来明确和证实吞咽的病理生理改变。

⑤患者能否配合仪器评估。

⑥确定患者需要进行何种食物调整。

⑦吞咽时需要采取何种代偿性方法，即吞咽时需要采取哪些体位和头部姿势。

⑧需要采取何种治疗方法，制订治疗计划。

（2）如果患者已经开始了一段时间的进食或管饲饮食，则需要明确以下问题。

①患者目前的进食状况是否存在误吸。

②患者目前的进食情况是否可以满足营养摄入。

③患者是否需要进行仪器评估。

④患者是否需要调整治疗方案。

（二）临床评估的具体内容

1. 询问病史　专业人员在进行吞咽评估时，必须询问患者既往存在哪些可能造成吞咽障碍的疾病病史，如脑卒中、头颈部手术等。本次发病后患者有关吞咽方面的主诉，即吞咽异常是何时发生的、与疾病发生之间的相互关系、本次发病后的主要表现。如果患者存在意识障碍，不能配合医生进行检查和询问，此时可以询问患者的家属或者护士，了解是否存在吞咽唾液的动作、唾液的量如何等（详见本章第二节）。

2. 吞咽功能评估　为进一步明确吞咽障碍的原因及程度，需做与吞咽有关的器官检查，包括口腔、咽、喉等结构以及运动、感觉及反射功能。

（1）口颜面功能评估：主要包括唇、下颌、软腭、舌等与吞咽有关的肌肉运动、力量及感觉检查。

①口腔直视观察：包括唇结构及两颊黏膜有无破损，唇沟和颊沟是否正常，硬腭（高度和宽度）的结构，软腭和悬雍垂的体积，腭咽弓和舌咽弓的完整性，舌的

外形及表面是否干燥，有无结痂、瘢痕，牙齿及口腔分泌物状况等（图1-1）。

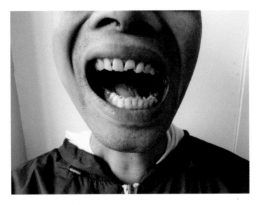

图1-1　口腔直视观察

②口腔器官运动及感觉功能检查：A.唇、颊部的运动，观察静止状态下唇的位置及有无流涎，做唇角外展动作观察抬高和收缩的运动，做闭唇鼓腮、交替重复发"u"和"i"音，观察讲话时唇的动作（图1-2）。B.颌的运动，分别观察静止状态下及言语、咀嚼时颌的位置，是否能抗阻力运动（图1-3）。

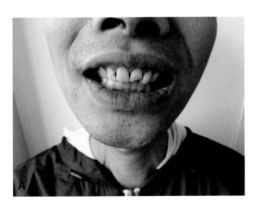
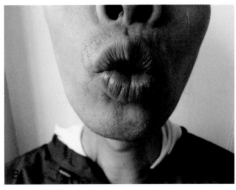

图1-2　唇、颊部的运动观察（A.示齿；B.缩唇）

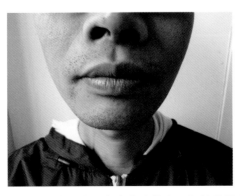

图1-3　颌的运动观察（静止状态下颌的位置）

③舌的运动：观察静止状态下舌的位置，伸舌运动、舌抬高运动、舌向双侧的运动、舌的交替运动、言语时舌的运动，以上各种运动是否能抗阻力。舌的敏感程度，是否感觉过敏、减退或缺失（图1-4）。

④软腭运动：发"a"音观察软腭的抬升、言语时是否有鼻腔漏气；软腭抬升差的患者刺激腭弓是否有上抬（图1-5）。

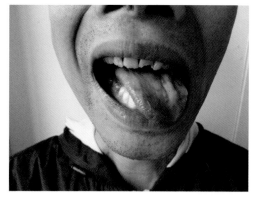
图1-4　舌运动观察（舌感觉消失，舌肌萎缩）

图1-5　软腭运动观察

（2）咽功能评估：主要是吞咽反射检查，包括咽反射（swallowing reflex）、呕吐反射（gag reflex）、咳嗽反射（cough reflex）等。

① 咽反射：诱发咽反射可用冷刺激，也可用棉签或0号（直径1/4）的喉镜，触碰硬腭与软腭的交界处或软腭和悬雍垂的下缘（图1-6）。触碰会引起软腭的向上、向后运动，但咽壁不会有反应，也不会造成呕吐反应。

② 呕吐反射：正常呕吐反射是由有害物质刺激所启动，如呕吐或食物反流。引发的动作反应是把食物从咽向上及向外推挤出来，其目的是清除咽的有害物质，这正好和吞咽动作相反。呕吐反射检查是由表面的触觉感受器所启动。常用方法是用棉签触碰舌面或用喉镜触碰舌根、咽后壁，触碰后观察是否能引起整个咽后壁和软腭强劲而对称的收缩。若咽后壁收缩不对称，可怀疑有单侧咽无力（图1-6）。有研究表明，呕吐反射的缺失不一定导致吞咽能力下降。

③ 咳嗽反射：咳嗽反射是由于气管、咽黏膜受刺激而出现的一种应激性咳嗽反应。观察患者自主咳嗽以及受刺激后的咳嗽反应。如果咳嗽反射减弱或消失，导致咽及气管内的有害刺激物误吸，容易产生吸入性肺炎。

以上反射检查主要涉及舌咽神经、迷走神经所支配的反射活动。

（3）喉功能评估：喉的评估包括在持续发元音和讲话时聆听音质、音调及音量，如声音震颤和沙哑等情况；吞咽时的吞咽动作（喉上抬的幅度）。具体的评估内容如下。

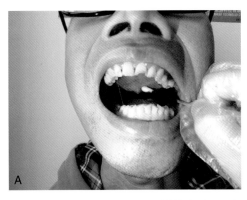
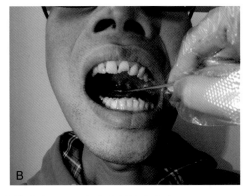

图 1-6　吞咽反射检查（A. 咽反射检查点；B. 呕吐反射检查点）

①音质和音量的变化：嘱患者发"a"音，聆听其发音的变化。如声音沙哑且音量低，提示声带闭合差，在吞咽时气道保护欠佳，容易误吸。

②发音控制和范围：与患者谈话，观察其音调、节奏等变化。如声音震颤、节奏失控，为喉部肌群协调欠佳，吞咽的协调性会受到影响。

③刻意的咳嗽和喉部的清理：嘱患者咳嗽，观察其咳嗽力量的变化。如咳嗽力量减弱，将会影响喉部清除分泌物、残留食物的能力。

④吞唾液和喉部的处理能力：观察患者有无流涎，询问家属患者是否经常"被口水呛到"。如果存在此类情况，估计处理唾液的能力下降，容易产生误吸或隐性误吸。

⑤喉上抬：检查喉上抬的幅度，通过做空吞咽检查喉上抬运动。检查方法是检查者将手放于患者下颌下方，手指张开，食指轻放于下颌骨下方，中指放在舌骨，无名指放于甲状软骨上，小指放于环状软骨处，嘱患者吞咽时感觉甲状软骨上缘能否接触到中指来判断喉上抬的能力（图 1-7）。正常吞咽时，中指能触及甲状软骨上下移动约 2cm。

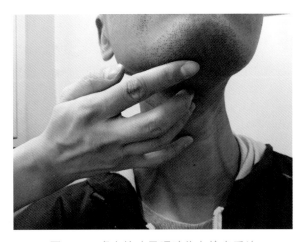

图 1-7　喉上抬（吞咽动作）检查手法

（4）吞咽功能测试：吞咽功能测试流程详见图1-8。

①反复唾液吞咽测试：嘱患者取舒适体位，让患者尽量快速反复吞咽，观察30s内的吞咽次数。检查时，可在舌面上注入约1ml水或用湿棉签在舌面上划3~5下，嘱其吞咽，检测有无吞咽延迟及舌骨、喉部的运动情况。观察在30s内患者吞咽的次数和舌喉复合体的活动度。正常人30s内完成5~8次，高龄患者30s内完成3次即可。

②吞咽诱发测试：用冰冻的棉棒依次润湿口唇、舌面、口腔内黏膜，轻度刺激腭弓、软腭、咽部后壁、舌根，以引发吞咽反射。

③分级饮水试验：分2个阶段进行。A.第1阶段，每次给予患者5ml水，嘱其喝下，吞咽3次共15ml。如果3次中出现2次呛咳或吞咽后声音嘶哑，可判断为吞咽障碍。如果没有达到上述指标就进入第2阶段。B.第2阶段，给予患者60ml水，限定于2min内饮完。如果出现了呛咳或吞咽后声音嘶哑，也可判断存在吞咽障碍。

④洼田饮水试验：本评估方法由日本人洼田俊夫在1982年设计后提出，主要通过饮水来筛查患者有无吞咽障碍及其程度。

洼田饮水试验的方法是先让患者单次喝下2~3茶匙水，如无问题，再让患者像平常一样喝下30ml水，然后观察和记录饮水时间、有无呛咳、饮水状况等。饮水状况的观察包括啜饮、含饮、水从嘴唇流出、边饮边呛、小心翼翼地喝等表现，以及饮后声音变化、患者反应、听诊情况等。

洼田饮水试验按5级分级进行评价记录。

Ⅰ级：可一次喝完，无呛咳；

Ⅱ级：分两次以上喝完，无呛咳；

Ⅲ级：能一次喝完，但有呛咳；

Ⅳ级：分两次以上喝完，且有呛咳；

Ⅴ级：常常呛住，难以全部喝完。

洼田饮水试验诊断标准如下。

正常：Ⅰ级，在5s内喝完。

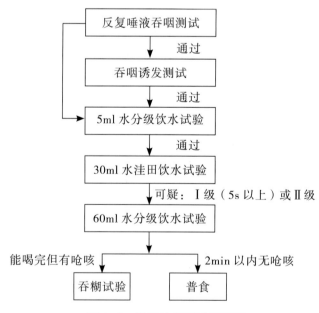

图1-8 吞咽功能测试流程图

可疑：Ⅰ级，但超过5s以上喝完，以及Ⅱ级。

异常：分级在Ⅲ、Ⅳ、Ⅴ。用茶匙饮用，每次喝一茶匙，连续两次均呛咳属异常。

饮水试验不但可以观察到患者饮水的情况，而且可以作为能否进行吞咽造影检查的筛选标准。

（5）急性卒中吞咽障碍筛查：急性卒中吞咽障碍筛查（acute stroke dysphagia screen, ASDS）首先对意识状态进行评估，格拉斯哥昏迷评分（Glasgow coma scale, GCS）<13分认为存在意识障碍；其次对几项与构音障碍相关的项目进行评估，包括面部对称或面瘫、伸舌居中或无力、软腭对称或上抬无力；在上述检查无异常的情况下，最后进行3ml吞水试验。在患者足够清醒，能坐直和拿住杯子的情况下，不予干预。嘱患者从杯中饮用3ml水，观察吞水试验中或吞咽后1min有无清嗓异常、咳嗽、音质改变，出现任何一项即被认为存在吞咽障碍。

（6）染料测试：对于气管切开患者，床边做蓝色染料测试（dye test or evans blue dye test），可以筛查是否有误吸。

①方法：给患者进食含一定量的蓝色染料（一种无毒的蓝色食物色素）的混合食物，吞咽后将气管套管的气囊放气，通过气管套管深部吸痰以吸除黏附在气囊或气囊上方的分泌物。然后再次深部吸痰，观察气道中是否有蓝染食物。

②结果：若有咳出或从气管套管中吸出蓝染的食物，提示存在误吸，应安排做吞咽造影检查。该测试对于非气管切开患者的敏感性较气管切开患者低。对于微量误吸，可能检测不出来。

（7）改良Evans蓝染料测试：改良Evans蓝染料测试（modified evans blue dye test, MEBD）是另一种误吸的床边测试方法，适用于不容易转移至放射科行吞咽造影检查的气管切开患者。不同的机构检查方案有所不同，包括颜料的类型和用量，食团的大小，以及吞咽后吸痰的时间。让患者吞咽染色的液体或半固体食团，以易于与其他分泌物相区分。通常在吞咽后立即通过气管套管深部吸痰，在随后的1h内每间隔15min吸痰一次，也可以每隔1h吸痰一次，持续3~24h，仔细观察吸痰管中有无提示误吸的染色物。继续吸痰是考虑到患者可能开始尚未误吸，但是口腔或咽部的残留稍后引起误吸。

有学者研究了5例患者的MEBD均未发现误吸，而吞咽造影和喉镜检查均显示有误吸，因此认为染色测试的假阴性率较高，结果解释要谨慎。Brady等对20例患者的测试中发现，染色测试对严重（大量）误吸的敏感性为100%，对轻度（微量）误吸的敏感性为50%，因此可能更适用于严重误吸的患者。另有研究者对50例患者同步进行吞咽造影和MEBD，发现其敏感性为80%，特异性为 62%。然而，MEBD 检测到的误吸与吞咽造影显示的误吸严重性之间并无相关性，MEBD 并未检测出某些严重误吸的患者。上述研究的差异归因于检测程序的不同，如食团的类型和容积，吞咽后吸痰的间隔时间以及病情的严重程度等。

在气管切开患者中，直接刺激切开的气管，检查中若感觉减退，也是发生隐性误吸的临床指标。

（8）容积 - 黏度吞咽功能测试：容积 - 黏度吞咽功能测试（The volume-viscosity swallow test，V-VST）作为一种筛查方法，可辅助早期识别存在吞咽障碍危险因素的患者，可从安全性和有效性两个方面评估吞咽功能。安全性是指患者摄食期间避免呼吸道并发症风险的能力。有效性是指患者摄取使其营养和水合状态良好所需热量、营养和水分的能力。

① 适应证：包括所有怀疑患有吞咽障碍及容易发生吞咽问题的患者：

A. 虚弱的 / 护理中心的老年人。

B. 患有神经系统疾病或神经退行性疾病的患者。

C. 有口咽或喉手术史，或颈部区域接受过放射治疗的患者。

D. 由于其他原因导致营养不良的患者。

② V-VST 目的：

A. 检测口腔和咽期吞咽有效性相关的功能障碍：包括无法将食团保持在口中，口腔存在残留物，咽部存在残留物，无法在单次吞咽动作中吞下食团。

B. 检测咽期吞咽安全性相关的功能障碍：误吸相关指征。需要强调的是，该方法用到的脉搏血氧仪可以提高灵敏度，还可检测不伴咳嗽症状（隐性误吸）的患者。

C. 辅助选择摄取液体最合适的容积和稠度。容积为：少量（5ml），中量（10ml），多量（20ml）。稠度为：低（水），中（糖浆稠度液体），高（布丁状稠度半固体）。

③ V-VST 的特点：

A. 简单。

B. 安全。

C. 通过脉搏血氧仪测量氧饱和度，可检测不伴咳嗽症状（隐性误吸）的患者。

D. 使用 3 种不同稠度的食团（糖浆稠度液体、水，布丁状稠度半固体），容积依次增加（5ml、10ml 和 20ml）。

E. 所需准备材料较少。

F. 可以在医院或护理中心的患者病床旁或门诊情况下使用。

G. 取决于患者疾病进展情况，可以重复多次检测。

H. 辅助选择需要接受更详尽的测试或检查（吞咽造影检查）的患者。

④ V-VST 的临床征象：在测试期间应该密切观察和记录患者是否在吞咽的安全性和（或）有效性方面出现问题或临床征象。

A. 安全性方面的临床征象：提示患者可能存在误吸，导致呼吸系统并发症的相关风险。根据安全性方面征象，可判断是否有必要增加稠度继续检测，或暂停测试。

咳嗽：吞咽相关的咳嗽提示部分食团已经通过声带到达呼吸道，发生了误吸。

音质变化：吞咽后声音变得湿润或微弱，提示发生了渗漏或误吸。

血氧饱和度水平下降：较基础血氧饱和度下降 5%，提示发生了误吸。

B. 有效性方面的临床征象：提示患者未摄取足够热量、营养和水分，可能导致营养不良和脱水等相关风险。根据有效性方面的征象，需进行相关记录，因其不会使患者的健康受到威胁，故没有调整稠度的必要。

唇部闭合：唇部闭合不完全，可能导致部分食团漏出。

口腔残留：吞咽后口腔残留物的存在，可能提示舌的运送能力受损，导致低效吞咽。

分次吞咽：无法通过单次吞咽动作吞下食团，会降低摄取的有效性。

咽部残留：吞咽后咽部残留物的存在，提示咽部食团清除能力受损。

⑤材料准备：300ml 水（室温），3 袋顺凝宝（中性增稠剂），50ml 注食注射器，3 个杯子（用来盛装 3 种不同稠度的液体），以无创方法测量血氧饱和度的脉搏血氧仪，记录表。

⑥ V-VST 的制剂准备：推荐在测试开始前 5min 内准备测试过程中需要用到的稠度制剂。

A. 水：在 100ml 的玻璃杯中装满水（室温）。

B. 糖浆稠度液体：在 140ml 水（室温）中，加入 6.4g 顺凝宝（1 袋）溶解，搅拌直至均匀。特点为可用吸管吸入，倾倒时呈细流水状。

C. 布丁状稠度半固体：在 140ml 水（室温）中，加入 12.8g 顺凝宝（2 袋）溶解，搅拌直至均匀。特点为无法用吸管吸入，倾倒时呈块状。

⑦患者准备：

A. 患者必须处于足够的清醒状态，以配合测试。

B. 患者必须处于坐起状态，可借助靠垫尽可能坐直。

C. 通过脉搏血氧仪监测患者的血氧饱和度水平。

D. 请患者说出自己的名字或其他短语，以此作为音调和音色的参考。

E. 向患者解释即将进行的测试包括哪些具体步骤。

⑧ V-VST 的步骤：

V-VST 方法旨在尽可能地保护患者不发生误吸，因此遵循测试步骤进行十分重要。该方法测试顺序主要取决于是否检出安全性问题征象。

需要遵循的一般准则如下：稠度越小，食团体积越大，口咽性吞咽障碍患者发生吸入的风险越高。因此，患者出现安全问题时，禁止使用稠度较低或体积较大的食团。V-VST方法通过给予患者稠度和体积递增的食团来评估吞咽的安全性和有效性，分为3个系列。详细测试流程见图1-9。

> 低稠度：水
>
> 中等稠度：糖浆稠度液体
>
> 高稠度：布丁状稠度半固体
>
> 低容积：5ml
>
> 中容积：10ml
>
> 高容积：20ml
>
> 系列1：糖浆稠度，容积为5ml、10ml和20ml
>
> 系列2：水稠度，容积为5ml、10ml和20ml
>
> 系列3：布丁状稠度，容积为5ml、10ml和20ml

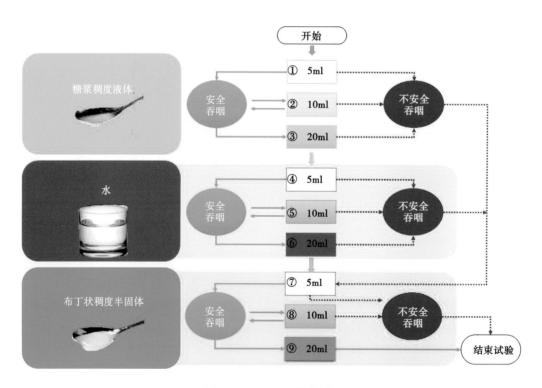

图1-9　V-VST流程图

为了尽量减少误吸的风险，不危及患者的健康，测试开始于中等稠度，即糖浆稠度和5ml体积。此外，测试全程应使用脉搏血氧计测量血氧饱和度水平，以便检出隐性误吸。

⑨测试结果的评估和解释：

A.不伴安全性或有效性受损：如吞咽过程中未出现安全性或有效性受损相关指征，则 V-VST 测试的结果是阴性的。根据这一方法得出的结论是，该患者并不患有口咽性吞咽障碍。

B.伴有效性受损，不伴安全性受损：如吞咽过程中未出现安全性受损的相关指征，但出现有效性受损的相关指征，结论为根据 V-VST 检测结果，该患者患有口咽性吞咽障碍。患者可安全吞咽，但有效性受损，这可能危及患者的营养和补水状况。保证患者吞咽过程不出现有效性问题的前提下，最佳方案是选择最低稠度和最高容积的液体。

C.伴安全性受损（伴或不伴相关有效性问题）：如吞咽过程中出现任何安全性受损相关指征，伴或不伴相关有效性问题，结论为根据 V-VST 检测结果，该患者患有口咽性吞咽障碍。吞咽过程的安全性下降提示该患者可能已经发生误吸。最安全的摄取液体容积和稠度相当于患者能够安全吞咽时液体的稠度。安全性一致的前提下，须优先考虑尽可能大的容积，以保证吞咽有效性和患者最适的稠度。

三、床旁评估

（一）多伦多床边吞咽筛查试验

多伦多床边吞咽筛查试验（Toronto bedside swallowing screening test，TOR-BSST）包括 4 项条目：饮水试验前的嗓音、舌的活动、Kidd 饮水试验、饮水试验后的嗓音。检查者需接受正规培训约 4h，该评分操作简单，受过培训的检查者仅需 10min 即可完成。该试验可用于对急性期与恢复期的脑卒中患者进行筛查，灵敏度与阴性预测值均大于 90%，特异度与阳性预测值均小于 70%。

筛查前准备：①一杯水和一把茶匙；②确保患者口腔清洁；③确保患者坐直至 90°。

任务一：饮水前。提示语：请说"啊"，维持 5s，给患者示范一声清晰发"啊"的音；提示患者不要哼唱，也不要低声说；可以让患者延长"华"的最后一个音节；记录患者说话时的嗓音情况。假如在说"啊"的时候有异常，用以上建议再指导患者用正常的声音说。观察声音中的呼吸声、咕噜声、嘶哑或是过清音。假如发现任何一种，哪怕程度很轻，也记为异常。

任务二：饮水。Kidd 饮水试验，给患者 10 勺水，每勺 5ml，咽下后说"啊"。假如正常，让患者使用杯子喝水。患者应该一直使用勺子喂水，保证每次都是 5ml 的量。轻柔触诊喉部以检查最初几次吞咽时喉部的运动。如发现以下情况，进行记录并停止喂水，并进入任务三：呛咳、流涎、湿润样嗓音（类似于含少量水同时说话的嗓音）或嘶哑等改变；如果没有呛咳声，但有强行抑制呛咳的行为，也视为有呛咳。假如没有呛咳、流涎、湿润样嗓音或是嘶哑，则记录为正常。

任务三：饮水后的声音。在水被咽下后等待 1min。检查者可以在此期间洗杯子或是记录表格；然后像在任务一中一样让患者说"啊"。

任务四：结果判断。只要有任何一项异常，结果记录为失败或未通过。

（二）床边吞咽评估

床边吞咽评估量表又称曼恩吞咽能力评估量表 (Mann assessment of swallowing ability，MASA)，是对患者进行与吞咽相关的 24 项评估，包括：意识、检查配合程度、听理解、呼吸、吞咽时呼吸节律、失语情况、失用情况、构音障碍、控制唾液能力、唇闭合能力、舌运动、舌力量、舌协调性、口腔处理食物能力、咽反射、软腭运动、食团清除率、口腔运送能力、咳嗽反射、自主咳嗽、发声、气管插管评估、食物咽阶段、吞咽反射等，<178 分认为存在吞咽障碍，<170 分认为存在误吸。

（三）改良床边吞咽评估

改良曼恩吞咽能力评估量表（modified Mann assessment of swallowing ability，MMASA；表 1-4）是一种简单、易于推广且最适合神经内科医生使用的急性卒中吞咽障碍筛查试验。MMASA 所包含的 12 个检查项目均为神经内科医生熟悉的临床查体项目，无需进行复杂的培训即可使用，且此量表可应用于所有的急性脑卒中患者，包括存在意识障碍和失语的患者。

表 1-4　改良曼恩吞咽能力评估量表 (MMASA)

1. 意识 任务：观察并评估患者对语言、肢体被动活动或疼痛刺激的反应	分级：10= 清醒 8= 嗜睡 – 波动的觉醒 / 清醒状态 5= 很难被语言或刺激唤醒 2= 昏迷或没有反应
2. 合作度 任务：吸引患者的注意力并尽量促使患者与检查者交流或主动活动	分级：10= 合作——可通过某种语言或非语言的形式交流 8= 间断合作 5= 不愿意合作 2= 不合作或无应答
3. 呼吸 任务：评估患者的呼吸状况	分级：10= 呼吸音清晰，无临床或影像学异常的证据 8= 上呼吸道痰鸣音或其他呼吸系统异常情况（如哮喘 / 支气管痉挛、慢性阻塞性肺疾病） 6= 肺底细小湿啰音 / 可自净 4= 肺底粗糙水泡音 2= 可疑肺部感染 / 需经常吸痰 / 使用呼吸机（器）

4. 表达性言语障碍	分级：5= 无异常
任务：评估言语表达受限情况	4= 找词 / 表达语义轻度障碍
	3= 只能用有限的方式 / 短语或单词表达 自己的意思
	2= 无功能性言语声音或无法详解的单词
	1= 无法评估
5. 听理解力	分级：10= 无异常
任务：评估理解基本语言进行交流的能力	8= 进行一般对话有轻度困难
	6= 对重复性简单言语 / 指令可理解
	2= 提示时偶尔作答
	1= 无反应
6. 构音障碍	分级：5= 无异常
任务：评估言语清晰度	4= 变慢伴偶尔停顿或急促不清
	3= 言语可被理解但讲话的速度 / 力度 / 完整性 / 协调性有明显缺陷
	2= 言语不清，无法理解
	1= 无法评估
7. 唾液	分级：5= 无异常
任务：观察患者控制唾液的能力；注意观察任 何从口角边分泌的唾液	4= 讲话时唾液飞溅 / 唾液增多随时需吐出
	3= 说话、侧卧或乏力时流涎
	2= 持续性流涎
	1= 严重的不能控制的流涎
8. 舌肌运动	分级：10= 舌活动范围完整，无异常
任务：评估舌的活动	8= 运动范围轻微受限
前伸运动：让患者尽可能向前伸舌然后缩回；侧 方运动：让患者用舌触碰口腔的每个角， 然后重复交替进行侧方运动；抬升运动： 嘱患者口张大，抬起舌头向上触碰上颚， 用这种方式交替上抬和下压舌尖	6= 运动范围不完整
	2= 只能轻微活动
	1= 无活动或不能执行
9. 舌肌力量	分级：10= 无异常
任务：评估舌两侧的力量。让患者用舌边向侧 方和前方用力	8= 轻微减弱
	5= 明显一侧无力
	2= 完全无力或不能执行
10. 咽反射	分级：5= 无异常
任务：分别刺激每一侧咽后壁	4= 两侧减弱
	3= 一侧减弱
	2= 一侧消失
	1= 反射消失

续表1-4

11. 咳嗽反射 任务：让患者用力咳嗽。观察咳嗽时的力量和咳嗽音的清晰度	分级：10= 无异常 8= 可用力咳嗽，但音质嘶哑 5= 咳嗽动作完成不充分 2= 不能做咳嗽动作或不能执行命令
12. 软腭 任务：让患者用力发几次"啊"的声音，每次持续数秒。观察有无鼻音过强并注意软腭的抬升运动	分级：10= 无异常 8= 两侧轻微不对称，软腭移动 6= 一侧力量减弱，不能持续保持上抬 4= 活动微弱，鼻部反流，气流从鼻部溢出 2= 软腭不能上抬或不能执行命令

根据查体结果为患者选择每一项最合适的得分，将每项得分合计得到总分。总分 >95 分：可尝试经口进食，观察患者第 1 次进食情况，如果进食水有困难，请语言治疗师会诊；总分 <94 分：嘱患者暂禁食，请语言治疗师会诊，进行正规的吞咽功能评估。

四、功能交流评价

功能交流评价吞咽量表（functional communication measure，FCM；表 1-5）是由美国言语与听力协会（American Speech-Language-Hearing Association，ASHA）制定的，是与功能独立性量表（functional independence measure，FIM）相似的吞咽量表，获得了广泛使用和国际认可。

表 1-5　功能交流评价吞咽量表（FCM）

1 分	患者在任何情况下均不能经口进食，食物和液体均不能经口摄入（如葡萄糖、消化系统药物等）
2 分	考虑到食物和液体的摄入，患者不能安全的经口进食。然而，在治疗室采用最大的治疗辅助方法可吞咽部分性状的食物。选择性的喂食方法是必需的
3 分	由于患者经口进食的量少于 50% 的所需摄入量，和（或）在使用吞咽代偿技术或最大的饮食限制等中等程度的治疗帮助下可经口进食，因此选择性的喂食方法是必需的
4 分	安全经口进食是可能的，患者需在一定情况下使用吞咽代偿技术和（或）适当的饮食限制等适当的治疗帮助下可实现安全的经口进食，但需要管饲或（和）经口补充辅助营养
5 分	安全经口进食是可能的，患者采取最小的饮食限制和有时采用吞咽代偿技术等最小的治疗辅助手段下可实现安全的经口进食
6 分	只需在很少的吞咽治疗帮助下，患者可独立的进食和喝水。一般患者可独立吞咽，只有很小的吞咽问题但不存在风险。应限制某些特殊的食物性状（如爆米花、花生等），或由于吞咽障碍，患者需要更长的时间进食
7 分	患者进食的能力没有因吞咽功能情况而受限，能安全有效地进食所有的食物性状。如果需要，采用吞咽代偿技术可使进食更有效

第四节 摄食评估

一、食物的准备

查阅病历，了解患者的临床情况，询问患者对食物的喜好及选择情况。选择的食物应遵循色、香、味俱全，营养均衡搭配。更重要的是选择食物的性状，如稀流质、浓流质、糊状、软饭等，必要时可选取食物增稠剂进行调制。

二、进食时观察

进食过程的评价是了解吞咽功能的重要途径，为确定是否需要进一步进行仪器检查提供依据，内容包括：①精神意识状态；②呼吸状况；③口腔控制食物情况；④吞咽动作的协调性及进食前后声音的变化；⑤咳嗽情况；⑥进食的体位选择；⑦食物内容及质地的选择；⑧分泌物情况；⑨吞咽失用等。

（一）精神意识状态

完整的进食过程，需要一定的身体耐力及意识控制。观察是否能遵从和配合指令，有无自主张口意识，身体耐力和注意力能否坚持整个进食过程。如果患者能够配合，应评估定向力、言语功能、感知能力和记忆力。

（二）呼吸状况

观察患者是否气管切开，是否依赖呼吸机辅助通气，采用何种呼吸模式。如果呼吸急促，呼吸频率超过每分钟 40 次，则在吞咽过程中难以保持足够的呼吸道关闭时间。血氧饱和度水平降至 90% 以下提示患者有吞咽障碍的风险。另外，能够配合的患者采用便携式肺功能检测仪可初步测定患者的肺活量和潮气量，这些指标的降低提示气道保护功能受损。

（三）口腔控制食物情况

1. 观察内容　经口进食时，应观察是否自主性张口及张口的幅度，张口是否困难；唇能否有力闭合、含住吸管或汤匙，咀嚼时唇能否控制食物不流出来（特别是流质食物）；吞咽时是否保持闭合状态。食物在口腔内，口腔对感知觉（温度觉、味觉、食块性质）的辨别；牙齿对食物的咀嚼能力；咀嚼时舌对食物的左右、上下搅拌情况；吞咽食团时舌前后运送及协调运动；咀嚼、吞咽食团时软腭的活动，食物是否有反流。

2. 障碍分析　在口腔进食过程中，口腔对感知觉（温度觉、味觉、食块性质）辨别差或消失，将影响食欲、唇和舌功能发挥；唇闭合无力或张力增高，将导致流质食物无法在口腔停留（固体食物相对较好），食物流出唇外，同时影响后续的吞咽过程；如果舌的左右、上下搅拌运动差，前后运送及协调运动差，导致食物在口腔内分散、无法形成食团，食物在口腔的唇沟、颊沟、舌底残留，食团不能有效运送至舌根部及咽吞咽启动点（initiation of swallow），从而影响咽期吞咽。

食团的大小与一口量有很大关系，也因个体而异。有些患者需要较小的食团，以便能更好地控制和安全运送食团，在吞咽过程中或吞咽后残留较少。另一些患者需要较大的食团以增加感觉输入。液体食团的选择应有一定范围，一般在 2~6ml 范围，男性与女性不同。

（四）吞咽动作协调性及进食前后声音的变化

1. 吞咽动作协调性（swallowing coordination）　吞咽时，应检查吞咽动作幅度大小，是否流畅，了解舌骨和喉上抬幅度是否足够（图1-7）。

2. 进食前后声音的变化　用听诊器听颈段吞咽前后声音的变化，可以了解食物是否残留在咽。吞咽动作幅度的大小能反映咽期吞咽的信息，当舌骨和喉上抬幅度不够时，吞咽动作幅度减小，不能引发有效吞咽，食物在咽喉部聚集、黏附或残留在咽的凹陷处，如会厌谷和梨状隐窝，以致患者有异物感，有声音"湿润（wetting）"感，听诊残留部位有水泡音。此症状在吞咽造影检查中可有清晰的显示。

（五）咳嗽情况

观察进食及吞咽前后的咳嗽情况。

1. 吞咽前咳嗽　提示吞咽前有误吸，是由于口腔内食物控制不良，食物在喉部开始上抬之前流入咽，进入呼吸道。

2. 吞咽后咳嗽　提示吞咽后发生误吸，是由于咽腔的残留物溢出、滑落到呼吸道，主要来自于会厌谷、梨状隐窝的残留物。

3. 整个进食过程完成后的咳嗽　提示有隐性误吸，是由于呼吸道的反射性咳嗽差，对吸入物未及时做出咳嗽反应，未能咳出吸入物，此种情况最危险。

（六）进食的体位选择

评价用哪种体位进食较容易，并能减轻或消除误吸症状。体力较佳者，应尽量采取自然的坐位姿势；体力较弱者，可采取半卧位，头部确保维持在30°以上（图1-10）。在这些体位下，患者可选择低头、头旋转、侧头、仰头等姿势进食。

（七）食物形态及质地的选择

观察患者进食食物的形态，通过口腔和咽时是否容易变形；观察食物的质地，软硬、程度、密度及性状是否均匀；观察黏度大小，是否容易松散或需要特殊调制等。

（八）分泌物情况

分泌物主要是痰液。观察进食后痰液是否增多，咳出的痰液是否有食物。及时清理口腔及咽的痰液（有时有食物），可减少吸入性肺炎的发生。

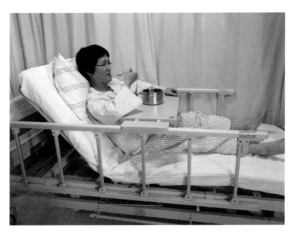

图 1-10 进食姿势（床上半卧位）

（九）吞咽失用

临床上吞咽失用的患者也很常见，在未给患者任何有关进食和吞咽的语言提示下，给予患者盛着食物的碗与餐具时，患者能正常使用餐具进食，吞咽也没有问题。但给予口头指令让其进食时，患者却无法完成整个进食过程，患者意识到需要吞咽的动作，却无法启动。临床中也常见有些患者会自行拿勺子舀食物，张口送入口中，但不会闭唇、咀嚼，或舌不会搅拌运送食物，不能启动吞咽。但在无意识或检查中，可观察到患者唇舌的各种运动功能都正常。

三、代偿方式

当患者正常进食有困难时，有时可采用代偿方法进行训练。评估时应注意观察以下几点，以决定代偿策略。

1. 速度　改变患者进食的速度，是否能把拟吞咽的食物处理得更好。

2. 浓度　食物的浓度是否需要改变，单一性状食物还是混合性状食物。

3. 姿势　特别的身体姿势或体位（如前倾、低头）是否更有利于吞咽。

4. 其他　是否需要更多的其他方法帮助；食物是否放于口腔的某些位置可促进咀嚼和吞咽；是否应用注射器注入食物或者用吸管饮用；是否需要改变一口食物量吞咽；干咳是否对清除残留物有帮助等。

四、饮食习惯

有些患者需要固定饮食菜单和特定的食物，如液体或固体，或是黏稠或松脆食物，应给予重点评估。饮食习惯亦受疾病状态的影响，如食管疾病患者习惯进食流质，而不是固体食物；相反，咽部疾病患者不喜进食流质，因易引起鼻腔反流。

综上所述，吞咽障碍临床评估是吞咽障碍治疗不可或缺的重要内容。通过上述各项检查与评估，语言治疗师或评估者应能初步得出以下印象：①患者吞咽异常的可能原因；②最容易吞咽哪种食物；③食物放于口中的最佳位置；④采取何种姿势吞咽；⑤需要进一步完善哪些仪器检查。

（周惠嫦，谢纯青，李　超，陈丽珊，梁　鹏，张　慧）

参考文献

［1］中国吞咽障碍康复评估与治疗专家共识组. 中国吞咽障碍康复评估与治疗专家共识（2013年版）. 中华物理医学与康复杂志, 2013, 35:916-929.

［2］Tanner, D. Medical-legal and forensic aspects of communication disorders, voice prints, and speaker profiling. Tucson, AZ: Lawyers and Judges publishing Company, 2007.

［3］万学红，卢雪峰. 诊断学. 北京：人民卫生出版社，2013.

［4］程英升，尚克中. 吞咽障碍患者的病史询问和临床检查. 世界华人消化杂志, 2002, 10:1297-1299.

［5］McHorney CA, Bricker DE, Robbins J, et al. The SWAL-QOL outcomes tool for oropharyngeal dysphagia in adults: II. Item reduction and preliminary scaling. Dysphagia, 2000, 15:115-121, 134-135.

［6］李俊樱，窦祖林. 吞咽障碍的功能性检查进展. 中华物理医学与康复杂志, 2003, 25: 505-508.

［7］金挺剑，邱纪芳. 食团黏稠度对连续吞咽过程中舌肌运动的影响. 神经损伤与功能重建, 2006, 1:190-192.

［8］Wilkinson TJ, Thomas K, Macgregor S, et al. Tolerance of early diet textures as indicators of recovery from dysphagia after stroke. Dysphagia, 2002, 17:227-232.

［9］Logemann JA, Veis S, Colangelo L. A screening procedure for oropharyngeal dysphagia. Dysphagia, 1999, 14:44-51.

［10］Nilsson H, Ekberg O, Olsson R, et al. Dysphagia in stroke: a prospective study of quantitative aspects of swallowing in dysphagic patients. Dysphagia, 1998, 13:32-38.

［11］Clave P, Kraa DE, Arreola V, et al. The effect of bolus viscosity on swallowing function in neurogenic dysphagia. Aliment Pharmacol Ther, 2006, 24:1385-1394.

［12］O'Neil KH, Purdy M, Falk J, et al. The dysphagia outcome and severity scale. Dysphagia, 1999, 14:139-145.

［13］Cichero JAY, Murdoch BE. Detection of swallowing sounds: methodology revisited. Dysphagia, 2002, 17:40-49.

［14］Kuhlemeier KV, Palmer JB, Rosenberg D. Effect of liquid bolus consistency and delivery method on aspiration and pharyngeal retention in dysphagia patients. Dysphagia, 2001, 16:119-122.

［15］Langmore SE. An important tool for measuring quality of life. Dysphasia, 2000, 15:134-135.

［16］Cichero JAY, Murdoch BE. Detection of swallowing sounds: methodology revisited. Dysphagia, 2002, 17:40-49.

［17］Neil KHO, Purdy M, Falk J, et al. The dysphagia outcome and severity scale. Dysphagia, 1999, 14:139-145.

［18］Perry L, Love CP. Screening for dysphagia and aspiration in acute stroke: a systematic review. Dysphagia, 2001, 16:7-18.

［19］Lim SHB, Lieu PK, PHua SY, et al. Accuracy of bedside clinical methods compared with fiberoptic endoscopic examination of swallowing (FEES) in determining the risk of aspiration in acute stroke patients. Dysphagia, 2001, 16:1-6.

［20］王如蜜，熊雪红，张长杰，等. EAT-10中文版在急性期脑卒中后吞咽障碍评估中的信度效度评价. 中南大学学报（医学版），2015, 40:1391-1399.

第二章 吞咽造影检查

第一节 检查方法

一、概述

（一）概念

吞咽造影检查（videofluroscopic swallowing study, VFSS）是在 X 线透视下，针对口、咽、喉、食管的吞咽运动所进行的特殊造影。该检查可以在过程中点片或录像来记录所看到的影像，并加以分析。其他的英文名称包括 modified barium swallow（MBS）、videofluoroscopic barium examination（VFBE）、videofluoroscopic swallowing examination（VFSE）、upper gastrointestinal series with hypopharynx, rehabilitation swallow study 等。

（二）应用价值

正常的吞咽过程中，食团通过咽十分迅速，整个过程仅约 0.75s，普通 X 线片无法进行完整记录，只有通过 X 线动态造影录像或快速摄片才能记录其活动，并且可以逐帧慢速回放，仔细分析发现其中活动的异常。因此，吞咽造影是检查口咽性吞咽功能最常用的方法，一般由放射科医生和语言治疗师或医生共同合作完成。

该方法可对整个吞咽过程进行详细的评估和分析，通过观察侧位及正位成像可对吞咽的不同阶段（包括口腔准备期、口腔期、咽期、食管期）进行评估，也能对舌、软腭、咽喉的解剖结构和食团的运送过程进行观察。在检查过程中，语言治疗师可以指导患者在不同姿势下（尤其是改变头部的位置）进食，以观察何种姿势更适合患者。当进行吞咽障碍治疗时，则随时给予辅助手段或指导患者使用合适的代偿性手段以帮助其完成吞咽。这种检查不仅可以显示吞咽快速活动的动态细节，对研究吞咽障碍的机制和原因亦具有重要价值，是目前公认最全面、可靠、有价值的吞咽功能检查方法，被认为是吞咽障碍检查的"理想方法"和诊断的"金标准（golden standard）"。

（三）意义

吞咽造影检查对评价吞咽障碍和指导临床吞咽治疗具有重要的意义，主要体现在以下几个方面。

1. 评价吞咽相关的解剖结构，尤其是口腔和咽喉的结构，如会厌谷、梨状隐窝的对称性。

2. 评价与吞咽相关结构的运动模式，以推断其生理功能（如运动的速度、对称性、范围、力量、感觉、协调性），以及吞咽的安全性和有效性。

3. 明确患者是否存在吞咽障碍，发现结构性或功能性异常的病因及其部位、程度和代偿情况。

4. 确定和描述是否有危及气道的情况，如误吸、渗漏是否发生及其发生条件和环境。

5. 明确和描述下咽和喉部（或其他部位）是否有残留物聚积，患者能否通过吞咽或咳嗽将分泌物清除。

6. 大致评估食管的解剖和生理，以发现导致吞咽障碍症状的明显的食管因素。

7. 辅助临床治疗方案的制订，包括营养或水分摄入的途径，最安全或最有效的饮食等级，是否需要喂食调整或治疗性干预。

8. 评价代偿方法的效果，如能否通过某些吞咽方法或食物黏稠度调整来改善吞咽的安全性和有效性，为选择有效治疗措施（食物黏稠度调整和姿势调整）和观察治疗效果提供依据。

（四）吞咽造影检查的适应证

1. 绝对适应证

（1）全面的临床评估不能完全说明患者吞咽障碍的临床问题。

（2）吞咽障碍的特点不明确需要进一步确认。

（3）营养问题或呼吸问题提示患者存在可疑的吞咽障碍。

（4）明确吞咽的安全性或有效性。

（5）需要决定吞咽康复治疗的方向和策略。

2. 可能的适应证

（1）患者的临床状况出现吞咽障碍的风险性高。

（2）吞咽功能出现明显变化。

（3）患者不能配合进行吞咽障碍的临床评估。

（五）不适应吞咽造影检查的情况

1. 患者不再有吞咽障碍的主诉。

2. 患者的临床病情严重或不能配合完成检查。

3. 预计检查不会改变临床进程或治疗计划。

二、准备工作

（一）检查设备

一般用带有录像功能，具备800mA以上功率的X线机，它可记录吞咽时从口腔准备期到食物进入胃的动态变化情况，如无X线录像设备，也可用像素较高的数码摄像机录下操作台显示屏画面来代替。

（二）造影剂及食物的配制

1. 造影剂　目前临床应用最为广泛的造影剂为硫酸钡混悬剂，如少量误吸可通过自身咳嗽或体位振动排痰等方法被排出，不会或极少存留在肺泡内，不影响肺的呼吸功能。但应注意避免出现大量误吸硫酸钡混悬剂的情况，因硫酸钡混悬剂无法在肺内吸收，长期滞留可能会导致肺内组织机化。因而使用硫酸钡时应当尽量减少误吸，误吸后应注意加强体位排痰，严重者可考虑进行支气管镜吸痰。此外，还可使用泛影葡胺、碘海醇等含碘造影剂进行吞咽造影，但因其味道苦，不能用食物调配，患者较难接受。进食量较多时，容易产生胃肠不适，如腹泻、腹痛等，目前仅针对误吸风险较大的患者，如气管切开、气管食管瘘，或对钡剂过敏。

2. 含造影剂食物的配制（图2-1）

（1）稀流质：将硫酸钡粉剂加适量的水调制而成，为保证清晰显影，一般不能太稀，可用200mg硫酸钡加入286ml水中，均匀调至60%w/v（硫酸钡粉剂重量/混悬液体积）的硫酸钡混悬剂。检查过程中仍应注意多加搅拌，避免沉淀形成。

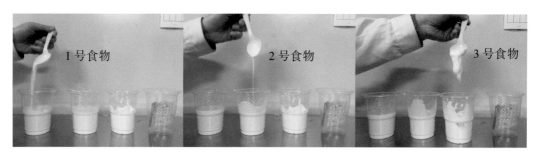

图2-1　含硫酸钡混悬液的造影剂食物的制备

（2）浓流质：取上述硫酸钡混悬液，加入适量的米粉或食物增稠剂，不同的增稠剂用量有所差异（如用100ml 60%w/v的硫酸钡混悬液加3g奥特顺咽；140ml 60%w/v的硫酸钡混悬液加9.6g顺凝宝），根据需要调制成不同浓度的浓流质状造影剂。

（3）糊状：取上述硫酸钡混悬液，加入适量的米粉或食物加稠剂，不同的增稠剂用量有所差异（如用 100ml 60%w/v 的硫酸钡混悬液加 8g 奥特顺咽；140ml 60%w/v 的硫酸钡混悬液加 12.8g 顺凝宝），根据需要调制成不同浓度的糊状造影剂。

（4）固体：可显影的固体食物，用饼干夹上可显影的糊状食物即可。

（三）患者的准备

在进行吞咽造影检查前，需根据患者情况做好如下准备工作。

1. 签署知情同意书　向患者及家属讲解吞咽造影检查的意义、过程、注意事项、可能的风险，得到对方认可后签署知情同意书。

2. 吞咽准备运动　进行清洁口腔、排痰、适当的口腔内按摩、颈部旋转运动、发声、空吞咽等。

3. 喂食者的培训　对喂食者进行喂食食物浓度，喂食餐具（勺子、注射器等）的使用方法，喂食一口量的量取，食物放入口腔的位置，喂食的速度等内容的讲解培训，以便吞咽造影可顺利完成。

三、操作方法

标准的操作是让患者在直立位或坐位下进行，一般选择侧位和正位观察吞咽造影情况。根据患者的病情和造影时所能显示的最大信息体位，通常取侧位像。颈部较短者可取左前或右前 30° 直立侧位，此体位可更清晰地显示造影剂通过环咽段时的开放情况。此外，可根据需要做正位像。

（一）患者体位摆放

采用何种体位取决于患者当时的身体状况。常用的体位如下。

1. 如果患者配合度良好，通常取侧位和前后坐位。

2. 如果患者不能自己坐稳，则最好坐在头颈部有支撑物的椅子上并固定好躯干，以免跌倒。此椅子要求与所用的 X 线机配套，以便在侧坐位和前后坐位间能够转换（图 2-2）。

3. 如果患者无力（如偏瘫、四肢瘫）不能坐站，可以将患者用绑带固定在 X 线机检查台上。为避免发生意外，应采取头高脚低的半卧位，并在吞咽造影中调整为侧卧位或斜位。

4. 为了保证造影顺利进行，患者应清洁口腔。插鼻饲管者应尽量拔除鼻饲管，因为鼻饲管会影响食物运送速度，黏附食物，影响吞咽的顺应性和协调性，影响观察。造影过程中应由语言治疗师或指定的人员（家属等）为患者喂食含造影剂的食物，一般不允许患者自行食用。造影过程中若发现存在误吸，应鼓励患者及时咳出，在造影完成后对患者及时进行排痰。

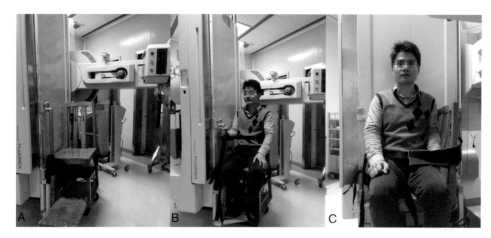

图 2-2 坐位造影姿势（A.座椅摆放；B.侧坐位；C.前后坐位）

（二）不同质地造影食物的实施方法

根据临床评价结果决定使用含造影剂食物的先后顺序，原则上先糊状，后液体和固体，量由少到多。

1. 如果患者仅发生饮水呛咳，可先喂糊状食物。患者口含一小勺，5~10ml，先在口腔内进行咀嚼动作，观察口腔功能情况。然后嘱患者尽可能一次全部咽下，观察吞咽功能、会厌谷及梨状隐窝情况。

2. 如果临床评估中预测到患者咽部易残留食物难以清除时，可先选择稀流质。因为糊状食物残留在会厌谷或梨状隐窝会更难清除，残留物将会占据会厌谷、梨状隐窝的空间，导致进食稀流质时更易误吸。

3. 进食水样造影剂时，要根据患者情况，先从小剂量开始，逐渐加量。可以分次给 3ml、5ml、10ml 造影剂，观察不同容积时患者的吞咽情况，有无误吸现象发生。

4. 如患者口腔功能减退，尽可能将食团或水样造影剂送至舌根后部，并刺激咽帮助患者完成吞咽动作（图 2-3）。

5. 吞咽造影检查过程应注意，只有当第一次吞咽的造影剂完全通过食管后，再做重复的吞咽检查。

6. 如患者进食后发生呛咳，及时采用拍背、咳嗽及吸痰等方法，尽可能将误吸的造影剂排出气道或肺。

7. 在美国标准化吞钡造影功能障碍评价量表的实施方案中，各种不同质地的食物先通过汤匙喂食，顺序为稀流质、花蜜状食物，先后予 5ml 汤匙送服，然后让患者从杯中饮用 1 口及连续多口吞咽，后再根据病情给予蜂蜜状食物、布丁状食物 5ml 汤匙送服及固体食物（1/2 酥饼涂布 3ml 布丁状造影剂）（详见本章第三节）。

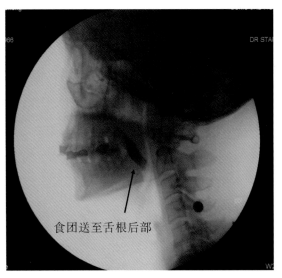

食团送至舌根后部

图 2-3 造影剂被直接送至舌根后部（录像截图）

（三）吞咽造影观察范围及标记

1. 侧位检查图像显示的范围应至少前至嘴唇前缘，上至鼻腔，后至后咽壁后缘，下至 C6 下缘。

2. 正位检查图像显示的范围应至少上至鼻腔上缘，下至声门下，双侧包括颌面及颈部。正位造影检查后主要观察食管蠕动及贲门开放情况以及双肺内的误吸情况。

3. 检查过程中为明确吞咽时所采用食团的性状，应当在患者放射暴露区域贴附金属数字标记，同时进行音频的录制以便分析过程中明确食团的相关信息。此外还可通过对放射区域亮度的调节，确保吞咽相关的解剖结构显影清晰。

第二节　定性分析

一、观察要点

根据食团在吞咽时所经过的解剖部位，一般将正常吞咽过程分为 3 个期来观察，即口腔期、咽期和食管期，口腔准备期和口腔期合并为口腔期。

（一）口腔期

口腔期重点观察口唇的闭合及随意运动、舌的搅拌运动、舌的运送功能、软腭的活动，以及有无鼻腔内反流、口腔内异常滞留及残留等（图 2-4A）。

（二）咽期

咽期需重点观察吞咽反射启动的触发时间，咽缩肌舒缩活动，咽喉上抬程度，会咽及声门关闭，会厌谷和梨状隐窝异常滞留及残留，有无误吸入气道、误吸食物的浓度和误吸量（图 2-4B）。

（三）食管期

食管期要重点观察食管上括约肌能否开放、开放程度、食管的蠕动、食管下括约肌的开放等（图2-4C）。

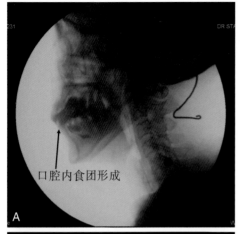

口腔内食团形成

A

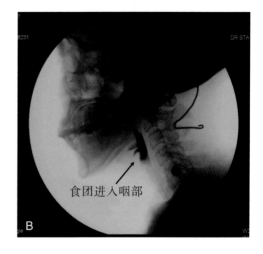

食团进入咽部

B

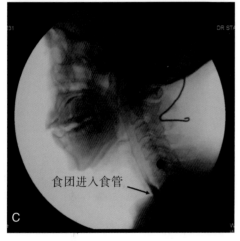

食团进入食管

C

图2-4 正常吞咽造影表现。A.造影食物在口腔内形成食团（录像截图）；B.食团进入咽期造影所见（录像截图）；C.食团进入食管造影所见（录像截图）

二、口咽期动态造影异常表现

在吞咽造影评估过程中，吞咽障碍主要表现在以下几个方面：①吞咽启动过度延迟或不能启动吞咽；②发生与吞咽有关的误吸；③腭咽反流；④吞咽后口咽不同部位（会厌谷、梨状隐窝、咽后壁）可见食物滞留及残留。以下从侧位像及正位像进行详述。

（一）侧位像

侧位是从唇到颈段食管吞咽机制的最佳观察位，也是气管与食管分开的最佳观察位，由此位可判断造影剂是否会进入气管。此体位是信息量最大的观察像，由此可见吞咽各期的器官结构与生理异常的变化。具体包括时序性（timing）、协调性（coordination）、肌肉收缩力（strength）、会厌反转（epiglottic inversion）、环咽肌开放情况，食物通过咽腔的时间以及食管蠕动运送食团的情况等，异常表现包括滞留、残留、反流、溢出、渗漏、误吸、环咽肌功能障碍。

1. 滞留　吞咽前内容物积聚在会厌谷或梨状隐窝时的状况，即多量造影剂在会厌谷及梨状隐窝内，数次吞咽后能及时排出，称为滞留（pooling），也可在环咽段上方或口腔底部发生阻滞和滞留。

2. 残留　残留（residuals）是吞咽完成后内容物仍留在会厌谷或梨状隐窝的状况，即少量造影剂在会厌谷及梨状隐窝内，数次吞咽后不能及时排出（图2-5）。

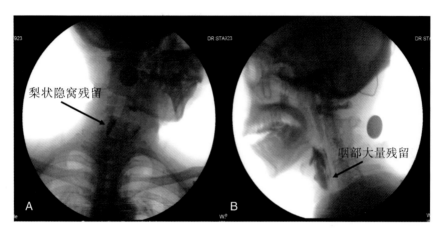

图2-5　双侧会厌谷及梨状隐窝造影剂残留，右侧居多（录像截图）。A.正位；B.侧位

3. 反流　反流（reflux）是造影剂从下咽腔或食管向上反流入鼻咽腔和（或）口咽腔。

4. 溢出　溢出（spillage）是在会厌谷或梨状隐窝的内容物积聚超过其容积而溢出来的状况，通常情况下会溢入喉前庭（图2-6）。

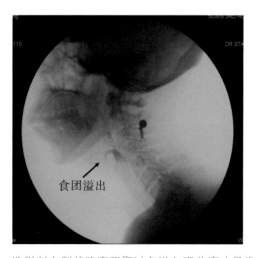

图2-6　造影剂在梨状隐窝积聚过多溢入喉前庭（录像截图）

5. 渗漏　造影剂进入喉前庭，未通过声门，称为渗漏（penetration）。要注意发生的部位（口、鼻咽、喉、气管等）、数量（大、中、小、微量）和时间（吞咽前、中或后）。应注意因头位、姿势等的影响，正常人偶尔可发生渗漏，在吞咽造影检查中，溢出和渗漏往往同时发生（图2-7）。

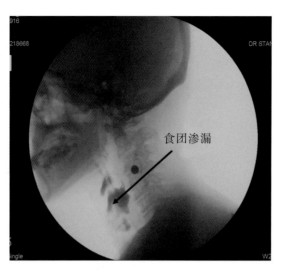

图2-7　造影剂进入喉前庭但未穿过声带（渗漏）（录像截图）

6. 误吸　造影剂进入喉前庭，通过声门进入气管、支气管及其分支，称为误吸（aspiration）（图2-8）。

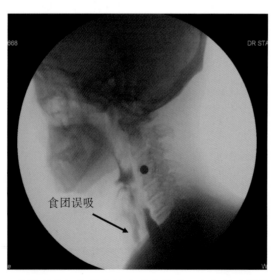

图2-8　造影剂进入喉前庭并穿过声带误吸入气管（录像截图）

7. 环咽肌功能障碍　环咽肌功能障碍（cricopharyngeus dysfunction, CPD）通常指环咽肌不能及时松弛、开放或发生肌肉痉挛，包括：①松弛或开放不完全等表现形式；②松弛或开放时间不当；③松弛或开放缺乏。

（1）松弛或开放不完全：吞咽造影除可见会厌谷、梨状隐窝有食物滞留和残留外，患者反复多次吞咽后，少许食物才能通过食管上段入口进入食管中，食物进入食管入口后的流线变细并有中断，咽腔底部食物积聚过多（图2-9），提示环咽肌开放不完全（部分失弛缓）。

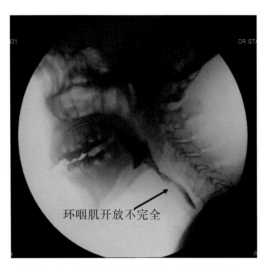

图 2-9　环咽肌开放不完全（录像截图）

（2）松弛或开放缺乏：吞咽造影可见会厌谷、梨状隐窝有食物滞留和残留，咽腔底部有大量食物聚集，食团不能通过食管上段入口进入食管中（未见食物流线），提示环咽肌完全不开放（图2-10）。食物可溢入喉前庭，经气管进入肺中，或反流入口腔或鼻腔。

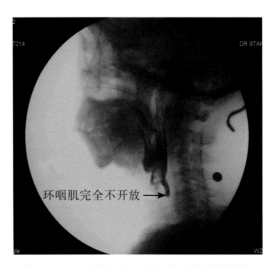

图 2-10　环咽肌完全不开放（录像截图）

8. 造影剂阻滞　具体表现为造影剂通过咽的时间超过 700 ms，阻滞区上方咽缩肌蠕动的代偿性增强，狭窄区（如蹼）下方出现喷射现象。

9. 吞咽功能紊乱　吞咽过程中，口、咽、食管三者之间的相互关系不协调及吞咽时间延长，时序及协调性（sequence & coordination）差，不符合正常吞咽过程各期表现，也无典型异常特征者，均为吞咽功能紊乱。应注意找出并在录像报告中描述功能紊乱发生的部位（如环咽段），时间（如口期、咽期），代偿情况（良、可）以及失代偿程度（轻、中、重度），并尽可能指出导致功能紊乱的结构活动异常情况。例如，喉上抬受限，会厌反转度减少，咽肌萎缩（颈椎前软组织厚度变薄、咽缩肌蠕动微弱），舌肌萎缩无力（推挤造影剂的幅度及速度减少）等。

10. 结构异常　如侧咽囊、肿物等占位性病变。

（二）正位像

对吞咽动作的对称性、咽部收缩和食管清除等情况可以做出最佳评价，并能观察代偿策略对吞咽的影响，从而指导治疗。

1. 对称性观察　两侧咽壁、会厌谷、梨状隐窝、黏膜皱襞等均应对称，会厌尖、悬雍垂应无偏斜，两侧软腭高度应相同。主要观察会厌谷和梨状隐窝残留，以及辨别咽壁和声带功能双侧是否不对称（图 2-11）。

2. 咽部收缩　咽部缩短和两侧咽壁向内收缩，挤压食团尾部通过咽部，观察两侧咽部收缩是否不对称。

3. 食管清除　追踪食团从口腔进入下食管括约肌的过程，观察食团在食管中是否有反流或停滞，一般用浓流质和糊状食物进行测试。

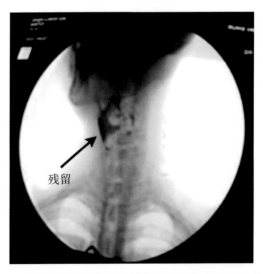

残留

图 2-11　正位像观察右侧梨状隐窝残留居多（录像截图）

三、食管动态造影常见的异常表现

（一）食管上括约肌开闭功能不协调

食管上括约肌（upper esophageal sphincter，UES）开闭功能不协调主要表现为环咽肌功能障碍（图2-9，图2-10）。有报道在吞咽障碍患者中的出现率可达19.5%，主要与颅脑、颈部、食管等的病变及外伤有关。

（二）食管下括约肌重度狭窄

食管下括约肌（low esophageal sphincter，LES）重度狭窄表现为狭窄段规则、光整，可短暂、轻度开放，伴食管高度扩张是失弛缓症的特征（图2-12）。

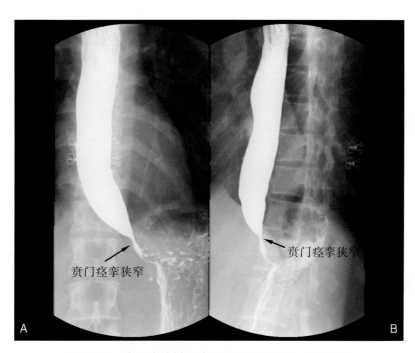

图2-12 贲门失弛缓症造影所见（A.正位；B.侧位）

（三）频发、多量的胃-食管反流

多量反流伴远段蠕动微弱，清除力低是反流性食管炎的主要表现，重度者食管黏膜糜烂、溃疡，出现管腔狭窄、裂孔疝等病变（图2-13）。

（四）远段食管蠕动微弱、造影剂停滞

远段食管蠕动微弱、造影剂停滞见于累及食管平滑肌的疾病，如结缔组织病，以皮肌炎和硬皮病的表现最为明显和典型。

（五）明显的、多数的无蠕动收缩

明显的、多数的无蠕动收缩可见于多种食管运动紊乱（esophageal motility disorder，EMD），是EMD的主要征象，大多位于中下段。但需与其他异常表现结合，

才能做出最符合的诊断。例如，中下段明显的可致管腔闭合的多数、重复的非蠕动性收缩，致食管呈串珠状或螺旋状，为弥漫性食管痉挛（diffuse esophageal spasm, DES）、非特异性食管运动紊乱（nonspecific esophageal motility disorder, NEMD）的常见表现；幅度较浅的非蠕动性收缩亦可见于失弛缓症的早期和"老年食管"，后两者无胸骨后疼痛，而 DES 的此种症状最重。如能看到食管壁的弥漫增厚，则为 DES 的特征性表现。

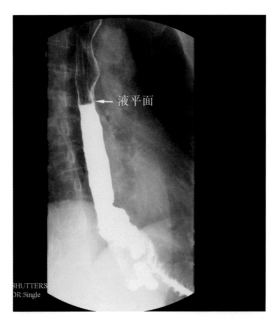

图 2-13　胃 - 食管反流造影所见

（六）整体食管松弛扩张

食管呈囊袋状，无或仅有微弱蠕动，LES 经常开放，极少闭合，胃内容物可随体位自由流至食管，为弛缓症的典型表现。

第三节　半定量分析

半定量分析主要是指可用于吞咽造影视频分析中的相关评定量表。

一、渗漏误吸分级

针对吞咽安全性的评价中，渗漏误吸分级（penetration aspiration scale, PAS）是目前被临床、科研广为使用的定性分析方法之一。该分级表又称渗漏误吸评分量表，由 Rosenbek 在 1996 年提出，主要根据造影过程中食团进入喉、气道的深度及咳嗽的强度，将渗漏、误吸情况分为 8 个等级，具体量表见表 2-1。

表 2-1　Rosenbek 渗漏误吸评分量表

类别	分级	表现
无渗漏或误吸	1	食物未进入气道
渗漏	2	食物进入气道，存留在声带以上，并被清除出气道
	3	食物进入气道，存留在声带以上，未被清除出气道
	4	食物进入气道，附着在声带，并被清除出气道
误吸	5	食物进入气道，附着在声带，未被清除出气道而进入声带下
	6	食物进入达气道声带以下，但可被清除气道或清除入喉部
	7	食物进入达气道声带以下，虽用力亦不能清除气道
	8	食物进入达气道声带以下，无用力清除表现

二、标准化吞钡造影功能障碍评价量表

标准化吞钡造影功能障碍评价量表（modified barium swallow impairment profile，MBSImP）由美国西北大学的吞咽影像学家 Martin-Harris 教授设计，推荐采用标准的吞咽造影准备和检查（如稀流质、浓流质、糊状和布丁）。他建议临床医生在给予造影剂之前记录上气道和消化道的影像，以区分是钡的影像还是结构的影像（如钙化、手术钢板、缝线等）。如果有需要，在整个检查中应该采取代偿性姿势和体位。

经过验证和推荐的检查顺序、方法和食团体积详述如下。

（一）侧位像

1. 稀流质

（1）用汤匙喂 5ml

指导语：检查者喂食团，让患者"含在口中直到让你吞下去"。当食团被含住后，指导患者"吞下去"。

首次 5ml 的检查不作为总体印象分（overall impression，OI）的评估内容。

（2）用汤匙喂 5ml

指导语：检查者喂食，让患者"含在口中直到让你吞下去"。

（3）单口杯中啜饮

指导语："按通常情况喝一口，含在口中直到让你吞下去"。理想的是用 90~120ml 的一次性杯子喝（患者自己控制量），用吸管（如果是床旁评估）或检查者喂食也是可接受的。当食团放入口中时，指导患者"吞咽"。

（4）连续吞咽

指导语："用你习惯的方法喝，直到让你停止"。理想的是用 90~120ml 的一

次性杯子喝（患者自己控制量），用吸管（如果是床旁评估）或检查者喂食也是可接受的。患者可能快速吞咽或分几次吞咽。目标是检测特定患者的吞咽障碍特征，不应该强迫患者快速吞咽。

如果患者目前未使用吸管，但是治疗师希望评估吸管对吞咽的作用，这应该作为一种干预或代偿手段，而不作为 OI 评分依据。

2. 花蜜状浓流质

（1）用汤匙喂 5ml

指导语：检查者喂食，让患者"含在口中直到让你吞下"。当食团含于口中后，指导患者"吞咽"。

（2）单口杯中啜饮

指导语："按通常情况喝一口，含在口中直到让你吞下去"。理想的是用 90~120ml 的一次性杯子喝（患者自己控制量），用吸管（如果是床旁评估）或检查者喂食也是可接受的。当食团放入口中时，指导患者"吞咽"。

（3）连续吞咽

指导语："用你习惯的方法喝直到让你停止"。理想的是用 90~120ml 的一次性杯子喝（患者自己控制量），用吸管（如果是床旁评估）或检查者喂食也是可接受的。患者可能快速吞咽或分几次吞咽。目标是检测特定患者的吞咽障碍特征，不应该强迫患者快速吞咽。

如果患者目前未使用吸管，但是治疗师希望评估吸管对吞咽的作用，这应该作为一种干预或代偿手段，不作为 OI 评分依据。

3. 蜂蜜状糊状食物

用汤匙喂 5ml

指导语：检查者喂食，让患者"含在口中直到让你吞咽"。当食团含于口中后，指导患者"吞咽"。

4. 布丁状食物

用汤匙喂 5ml

指导语：检查者喂食，不要让患者将食团含于口中。一旦给予食团，就指导患者"吞咽"。

5. 固体食物

1/2 酥饼涂布 3ml 布丁状造影剂

指导语：检查者用汤匙喂食。一旦给予食物，指导患者"像平常那样咀嚼食物并吞咽"。

（二）前后位像（均观察整段食管）

1. 花蜜状食物

用汤匙喂 5ml

指导语：检查者喂食，要求患者"将食团含在口中直到让你吞咽"，应让患者轻微上抬下颌到中立位，但应避免头后伸。一旦食团含住，指导患者"吞咽"。

2. 布丁状食物

用汤匙喂 5ml

指导语：检查者喂食，不要让患者将食团含于口中。应让患者轻微上抬下颌到中立位，但应避免头后伸。一旦患者含住食团，指导其"吞咽"。

完整的 12 种吞咽方案应尽可能都做，这样看起来可能会增加放射暴露的剂量。但是，有研究发现，即使在使用代偿策略和手法的情况下，遵从标准化的方案提高了整体的效率和检查的时效性。而且，研究还发现临床医生可以通过观察不同的食团或吞咽掌握吞咽障碍的特征。当然，有些情况下某种特性或容积的食物基于上次测试不能被检测，或受限于临床情况不能检测。最高和最差的 OI 应该根据观测到的损害予以评定。

MBSImP 从影像角度将吞咽运动过程细分为 17 个生理成分（节点），具体分析方法详见表 2-2。每一成分均有相应分级标准，并在吞咽造影的评估中对各部分内容分别进行评分。相对前述的定性分析而言，这一吞咽障碍评估方法的内容更为全面，涵盖了口咽期吞咽中所涉及的各种解剖结构的运动以及功能；通过进一步对评估者的培训（https://www.mbsimp.com/），使其掌握评分、分级标准，可以大大减少评估过程中的主观成分；经过对各成分进行半定量的分析，可获得患者功能 OI，便于在同一患者多次造影的评估中进行纵向的对比和在患者间进行横向的对比。

表 2-2　MBSImP 中划分的吞咽生理成分

编号	生理成分	评分标准
1	唇闭合	0= 食团无溢出唇；1= 食团从唇间溢出，无流出到唇前部；2= 食团少许从唇间或一侧口角溢出，未超过唇边缘；3= 食团溢出到达下颌中部；4= 食团溢出超过下颌中部
2	舌控制	0= 整个食团控制在舌与软腭之间；1= 溢出到口腔颊部或口腔底；2= 小于一半的食团向后溢出；3= 多于一半的食团向后溢出
3	食团准备 / 咀嚼	0= 快速、有效的咀嚼；1= 咀嚼速度稍缓慢，但食团仍可完全聚集在一起；2= 无序的咀嚼，小部分食团进入咽部前未被咀嚼；3= 咀嚼无力，大部分食团未咀嚼

续表 2-2

编号	生理成分	评分标准
4	食团运送	0= 舌快速运动；1= 舌运动启动延迟；2= 舌运动缓慢；3= 反复 / 紊乱的舌运动；4= 舌运动微弱或无运动
5	口腔残留	0= 口腔无残留；1= 口腔微量残留；2= 少量残留物聚集在口腔；3= 大量食团残留；4= 仅极少量食团可从口腔清除或无清除
6	咽期吞咽启动	0= 食团头部位于下颌角后部（舌骨首次位移时）；1= 食团头部位于会厌谷；2= 食团头部位于会厌后部的喉表面；3= 食团头部位于梨状隐窝；4= 无明显的吞咽启动
7	软腭抬升	0= 软腭与咽壁间无食团；1= 软腭与咽壁间可见微量造影剂；2= 造影剂反流至鼻咽部；3= 造影剂反流至鼻腔内；4= 造影剂反流至鼻孔或滴出
8	喉上抬	0= 甲状软骨向上运动完全并杓状软骨与会厌柄完全接近；1= 甲状软骨部分上移并杓状软骨与会厌柄部分接近；2= 甲状软骨微弱向上移动，杓状软骨与会厌柄轻度接近；3= 甲状软骨无向上移动
9	舌骨运动	0= 向前位移充分；1= 向前位移幅度下降；2= 无明显向前位移
10	会厌翻转	0= 翻转完全；1= 部分翻转；2= 无翻转
11	喉关闭	0= 完全，喉前庭无空气 / 造影剂；1= 不完全，喉前庭可见窄条带的气体 / 造影剂；2= 无，喉前庭有宽条带的气体 / 造影剂
12	咽蠕动	0= 存在，完全；1= 存在，不完全；2= 消失
13	咽收缩	0= 完全；1= 不完全（假性憩室）；2= 咽收缩时一侧咽壁膨出；3= 咽收缩时双侧咽壁膨出
14	食管上括约肌开放	0= 扩张完全，食物可顺利通过；1= 环咽肌开放程度下降或时间缩短，影响食团通过；2= 环咽肌开放不明显或时间显著缩短，致食团通过困难；3= 完全不开放
15	舌根收缩	0= 收缩完全，舌根和咽后壁间无造影剂；1= 舌根和咽后壁间少量造影剂；2= 舌根和咽后壁间窄条带的造影剂；3= 舌根和咽后壁间宽条带的造影剂；4= 无舌根向后移动
16	咽部残留	0= 咽清除完全；1= 咽腔内任何部位见微量残留；2= 咽腔内任何部位见中等量残留；3= 咽腔内任何部位见大量残留；4= 咽部完全无清除咽腔内部位包括：舌根、会厌谷、咽壁、杓状会厌襞、梨状隐窝
17	直立位食管清空	0= 食管清除完全；1= 中到远端的食管滞留；2= 中到远端的食管滞留伴反流至 PES 下方；3= 中段和（或）远端食管滞留伴反流超过 PES，或反流通过无力的憩室，如 Zenker 憩室；4= 食管清空微弱或无清除

第四节 量化分析

为了更全面、更深入地运用吞咽造影所能提供的信息，对吞咽造影检查视频进行量化分析是十分必要的。量化分析是指由经过培训的分析人员利用电脑软件对吞咽造影视频进行逐帧分析，从而获取能够反映吞咽功能的时间学和运动学参数。量化分析由于步骤繁杂，较为繁琐，多借助软件完成。过去通过 Adobe Premiere 完成视频的剪辑、逐帧浏览及截图、时间点锚定及分析，通过 Image J 完成图片中点坐标、线长度及面积的分析，再根据公式自行计算出所需分析的参数。该方法费时、费力，现已逐渐被功能集成的吞咽造影数字化分析系统取代。

但无论分析工具如何，量化分析的方法基于查阅文献，多数参数分析方法目前已达成共识。总体来讲，可分析的参数分为时间学参数和运动学参数，其中时间学参数又包括间隔时间和持续时间两种类型。常用的参数分析方法详见表 2-3 和表 2-4。

表 2-3 常见的时间学参数分析方法

参数名	英文及缩略名	定义	起始时间点	结束时间点
口腔运送时间	Oral transit time, OTT	口腔期食团进入口中，经由舌推送至咽部所耗时间	食团完全进入口腔，在舌推送下食团开始发生形变（图 2-14A）	食团头部到达舌根与下颌支交点（图 2-14B）
软腭上抬时间	Soft palate elevation time, SET	咽期吞咽软腭上抬封闭鼻咽后回落至原位所耗时间	软腭开始上抬（图 2-15A）	软腭接触咽后壁后下移回到原位（图 2-15B）
舌骨位移时间	Hyoid bone movement time, HMT	咽期吞咽舌骨发生位移所耗时间	舌骨开始位移（图 2-16A）	舌骨向前向上位移后回到原位（图 2-16C）
环咽肌开放时间	UES opening time, UOT	咽期吞咽环咽肌开放持续时间	环咽肌由闭合变化为开放状态（图 2-17A）	食团尾部通过环咽肌下缘，环咽肌闭合（如图 2-17C）
喉关闭时间	Laryngeal closure time, LCT	咽期吞咽喉前庭关闭持续时间	喉前庭开始关闭（图 2-18A）	喉前庭重新开放（图 2-18B）

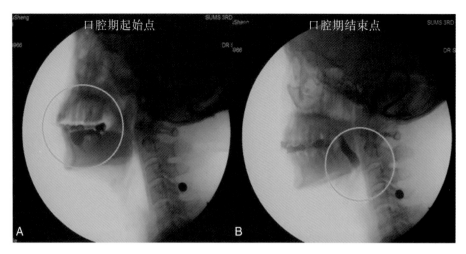

图 2-14　口腔运送时间（OTT）分析方法（OTT=TB-TA）。TA：A 图时间；TB：B 图时间

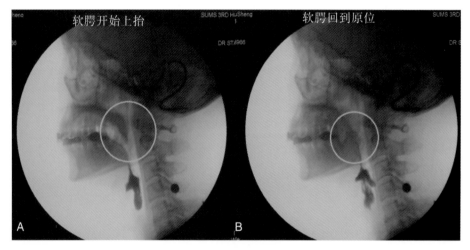

图 2-15　软腭上抬时间（SET）分析方法（SET=TB-TA）

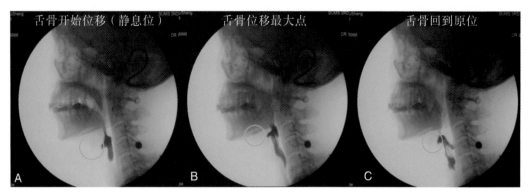

图 2-16　舌骨位移时间（HMT）分析方法（HMT=TC-TA）

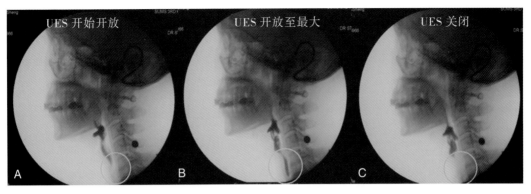

图 2-17　环咽肌开放时间（UOT）分析方法（UOT=TC-TA）

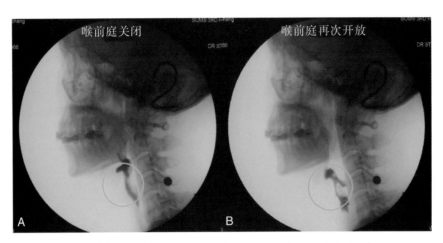

图 2-18　喉关闭时间（LCT）分析方法（LCT=TB-TA）

表 2-4　常见的运动学参数分析方法

参数名	英文及缩略名	定义	目标帧
舌骨向前位移 /舌骨向上位移	Anterior hyoid bone movement/superior hyoid bone movement, HAM/HSM	咽期吞咽中舌骨向前向上位移到达最远点较静息时在平行和垂直 C2~C4 颈椎方向所产生的位移	1. 舌骨在静息的位置（图 2-19A、B）2. 舌骨运动到最远点的位置（图 2-19C、D）
UES 开放幅度	UES opening diameter, UOD	环咽肌开放到最大程度时最狭窄处的直径	UES 开放到最大程度（图 2-20）
咽腔收缩率	Pharyngeal constriction ratio, PCR	咽腔收缩程度最大时面积与静息时咽腔面积的比值	1. 食团含在口中静息状态下咽腔面积最大（图 2-21A）2. 吞咽启动后咽部收缩至咽腔面积最小（图 2-21B）

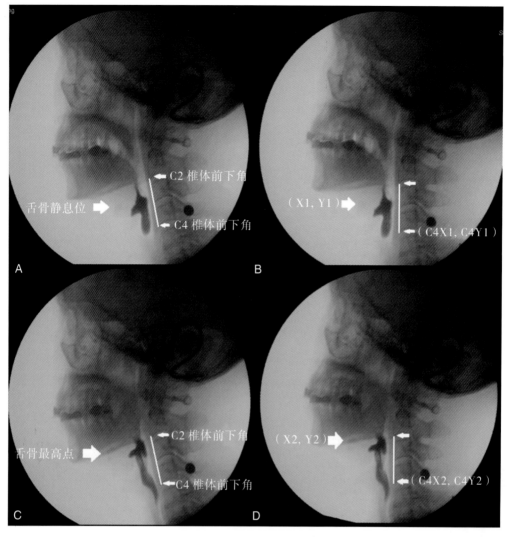

图 2-19 舌骨位移分析方法

　　HAM、HSM 分析步骤如下：①图像旋转，在图像分析软件中顺时针旋转图像，旋转角度＝C2、C4 颈椎前下角连线与垂直轴所呈锐角的度数（图 2-19A）。②目标点标记，在目标帧中标记出舌骨锚定点及 C4 前下角锚定坐标并记录。③计算公式，HAM＝（X2−X1）−（C4X2−C4X1），HSM＝（Y2−Y1）−（C4Y2−C4Y1），其中 X1 和 Y1 为目标帧 1 中舌骨的坐标，C4X1 和 C4Y1 为目标帧 1 中 C4 前下角的坐标；X2 和 Y2 为目标帧 2 中舌骨的坐标，C4X2 和 C4Y2 为目标帧 2 中 C4 前下角的坐标。④校准，测量出目标帧中参照物的直径，以其实际直径（mm）进行像素数校准。

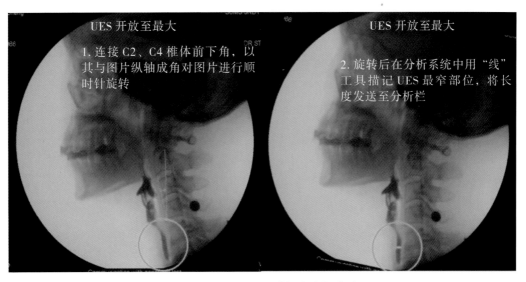

图 2-20　环咽肌开放幅度分析方法

UOD 分析步骤如下：①图像旋转，方法同前。②测量，测量出环咽肌开放最大程度下最狭窄处的直径。③校准，同前。

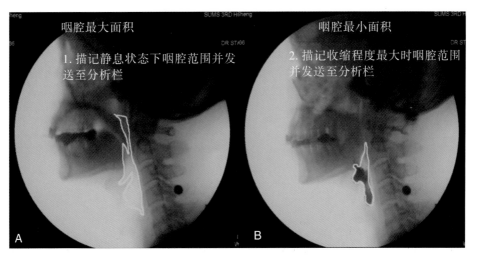

图 2-21　咽腔收缩率分析方法

PCR 分析步骤如下：①在目标帧 A 中描记咽腔范围，记录面积 Pl 及参照物直径 dl。②在目标帧 B 中描记咽腔范围，记录其面积 Ps 及参照物直径 ds。③计算公式，$PCR = Ps \cdot dl^2 / Pl \cdot ds^2$。

第五节　特殊人群的吞咽造影检查

一、儿童吞咽造影检查

儿童的吞咽障碍可为单发症状，也可作为疾病的症状之一出现，常见病因包括早产、先天结构异常以及神经系统疾病。此外还应注意，婴幼儿进食技能需要在正常口腔解剖结构及感知的基础之上，经过后天的学习逐渐发展成熟。因此在评估中要注意患儿所处的发育阶段，给予不同的处理。

对于存在进食功能障碍的婴幼儿，选择吞咽造影检查前一定要权衡利弊。通常，造影检查的优势在于：①实时评估吞咽各时相的表现。②客观评估吮吸-吞咽-呼吸协调的时序。③能够明确是否存在误吸、残留。④可评价治疗方法的有效性。但对于婴幼儿这一特殊人群，亦存在相关弊端：①婴幼儿对射线较敏感。②由于易哭闹不配合，检查过程不能反映婴幼儿的真实进食情况。③需要重复多次检查。综合以上因素，医生及治疗师应当权衡利弊并征得法定监护人的知情同意后方可进一步检查。

儿童的吞咽造影检查在以下方面与成人的吞咽造影检查不同。

（一）体位的选择

具有坐位平衡的患儿可参考成人的吞咽造影体位或使用儿童进食餐桌。不具有坐位平衡的患儿，需要扶抱体位。若患儿是易激惹者，需要将其抱在喂食者身上，有利于稳定患儿情绪。若患儿为嗜睡者，需将其扶抱时远离喂食者，提高患儿的警觉度，以维持清醒状态进食。

（二）食物的选择

通常在检查前由患儿家长准备，尽可能根据患儿的进食功能及喜好的口味选择不同形状、不同口味的食物，减少患儿的厌恶、拒绝情绪。

（三）进食工具的选择

可根据患儿的年龄及吞咽功能，选择奶瓶、吸管、硅胶勺等个体化的进食工具（图2-22）。

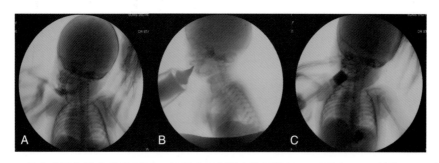

图2-22　喂食者怀抱婴儿使用不同工具喂食吞咽造影下所见（A.硅胶勺；B.奶瓶；C.注射器）

二、认知障碍患者的吞咽造影检查

吞咽障碍合并认知障碍患者的一个重要表现为口腔前期及口腔期吞咽功能障碍，认知障碍影响患者对食物信息的处理，对进食任务执行能力下降，患者在检查过程中常常将食物含于口腔中不启动吞咽，不能配合检查。针对此类患者需要运用诱发吞咽的方法，如半卧位检查，给予特殊味觉的食物增加味觉刺激，给予K点刺激、按压舌根、按压咽部等手法刺激，将食物直接注入舌根部，联合电刺激等（图2-23）。

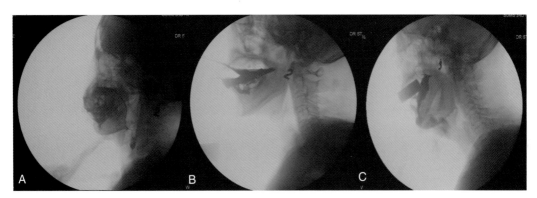

图 2-23　常见的协助启动吞咽的方法（A.按压舌根；B.按压咽部；C.将食物直接注入舌根部）

（戴　萌，温红梅，李　响）

参考文献

［1］窦祖林.吞咽障碍评估与治疗.北京：人民卫生出版社，2009.

［2］张婧，王拥军.脑卒中后吞咽困难的影像学分析.中华神经科杂志，2006，39:305-308.

［3］李爱东，刘洪涛，黄宗青，等.脑卒中急性期吞咽障碍环咽肌功能的临床及影像学评定.中国康复，2011，26:336-338.

［4］Rosenbek JC, Robbins JA, Roecker EB, et al. A penetration-aspiration scale. Dysphagia, 1996, 11:93-98.

［5］Martin-Harris B, Jones B. The videofluorographic swallowing study. Phys Med Rehabil Clin N Am, 2008, 19:769-785.

［6］Molfenter SM, Steele CM. Variation in temporal measures of swallowing: sex and volume effects. Dysphagia, 2013, 28:226-233.

［7］窦祖林，兰月，于帆，等.吞咽造影数字化分析在脑干卒中后吞咽障碍患者疗效评估中的应用.中国康复医学杂志，2013，28:799-805.

［8］Molfenter SM, Steele CM. Temporal variability in the deglutition literature. Dysphagia, 2012, 27:162-177.

［9］Park T, Kim Y, Ko DH, et al. Initiation and duration of laryngeal closure during the pharyngeal swallow in post-stroke patients. Dysphagia, 2010, 25:177-182.

［10］Kendall KA, McKenzie S, Leonard RJ, et al. Timing of events in normal swallowing: a videofluoroscopic study. Dysphagia, 2000, 15:74-83.

［11］Leonard RJ, Kendall KA, McKenzie S, et al. Structural displacements in normal swallowing: a videofluoroscopic study. Dysphagia, 2000, 15:146-152.

［12］Kim Y, McCullough GH. Maximum hyoid displacement in normal swallowing. Dysphagia, 2008, 23:274-279.

［13］Sia I, Carvajal P, Carnaby-Mann GD, et al. Measurement of hyoid and laryngeal displacement in video fluoroscopic swallowing studies: variability, reliability, and measurement error. Dysphagia, 2012, 27:192-197.

［14］Leonard R, Rees CJ, Belafsky P, et al. Fluoroscopic surrogate for pharyngeal strength: the pharyngeal constriction ratio (PCR). Dysphagia, 2011, 26:13-17.

［15］Choi KH, Ryu JS, Kim MY, et al. Kinematic analysis of dysphagia: significant parameters of aspiration related to bolus viscosity. Dysphagia, 2011, 26:392-398.

［16］McCullough GH, Kim Y. Effects of the Mendelsohn maneuver on extent of hyoid movement and UES opening post-stroke. Dysphagia, 2013, 28:511-519.

［17］Baijens L, Barikroo A, Pilz W. Intrarater and interrater reliability for measurements in videofluoroscopy of swallowing. Euro J Radio, 2013, 82:1683-1695.

［18］Sia I, Carvajal P, Lacy AA, et al. Hyoid and laryngeal excursion kinematics – magnitude, duration and velocity-changes following successful exercise-based dysphagia rehabilitation: MDTP. J Oral Rehabil, 2015, 42:331-339.

［19］Frowen JJ, Cotton SM, Perry AR. The stability, reliability, and validity of videofluoroscopy measures for patients with head and neck cancer. Dysphagia, 2008, 23:348-363.

第三章　喉镜吞咽检查

咽喉是呼吸和消化的共用通道，咽喉部的解剖结构和功能改变都会造成吞咽障碍的发生。同时咽喉部疾病和食管疾病间有着密切的关系，如咽喉反流、下咽 – 食管肿瘤等。因此，吞咽诊断需要考虑从口腔到胃的整个吞咽序列过程，这其间涉及耳鼻咽喉科、口腔科、消化科、康复科、食管外科等多个学科。有报道，约80%的吞咽障碍患者，因为头颈部的症状和咽喉部阻塞感会首诊于耳鼻喉科医生。

随着喉镜成像技术的发展，图像质量的提高，喉镜也逐渐成为吞咽临床医学的一线检查和评估方法。喉镜检查既可以直视吞咽相关解剖结构的改变，也可以评估吞咽动态功能，还能够病理取材，甚至进行一定的治疗操作。

本章的目的是介绍喉镜检查在吞咽功能评价中的应用，重点介绍软管（电子）喉镜下吞咽障碍的评估及其优点和局限性。此外，还介绍了喉镜检查诊断工作的新进展和未来展望。

第一节　喉镜设备

咽喉部，尤其下咽部和喉部，是呼吸道、消化道和声道的共用腔道，负责通气、发声、吞咽启动和吞咽气道保护反射等。因此，需要咽喉科医生进行详尽的咽喉部检查和功能评估。喉镜结合高清晰的摄像系统，能够获得详尽的咽喉部结构和功能情况资料。由于喉镜检查较吞咽造影简便、安全，也逐渐成为吞咽评估的临床常规手段。

随着技术的进步，喉镜的品种也逐渐增加，根据能否屈伸等功能分为硬管喉镜和软管喉镜。软管喉镜由于经鼻腔进入，纤小柔软，基本不影响吞咽动作的进行，因此在吞咽功能检查评估中具有独一无二的优势。

一、间接喉镜

间接喉镜属于硬管喉镜（图 3-1），是由 Garcia 于 1851 年发明的，通过直径 3cm 左右的镜面折射光线至咽喉部，从而窥见该处结构。此方法器械简单便宜，操作简便易行，是咽喉科门诊了解下咽及喉的最常用的内镜检查方式（图 3-2）。

但对于舌背高拱、咽反射过强、会厌卷曲或低伏型会厌等患者，间接喉镜窥视困难。由于镜面反射光线受限，图像细节不够清晰，也无法录像记录。

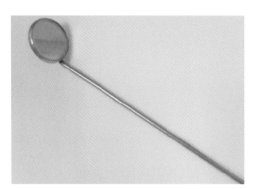

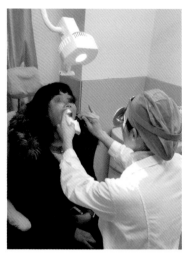

图 3-1　间接喉镜外观　　　　　图 3-2　间接喉镜检查

二、纤维喉镜

纤维喉镜属于软管喉镜，是利用透光玻璃纤维的可曲性、纤维光束亮度强和可向任何方向导光的特点，制成镜体细而软的喉镜。纤维喉镜外径为 3.2~6mm，长度在 300mm 以上，远端可向上弯曲 90°~130°，向下弯曲 60°~90°，视角为 50°（图 3-3）。光源选用卤素灯冷光源。无工作通道的镜管是检查镜，有工作通道的镜管是工作镜。后者可以接负压吸引并插入活检钳进行局部活检，也可以输送气体。纤维喉镜与摄像系统、彩色监视器、录像系统等相连，可以进行电视观察，并采集静态图像和记录动态影像（图 3-4）。纤维喉镜的主要缺点是：物镜镜面较小，镜管较长，会产生鱼眼效应，图像分辨率较低，出现蜂房影像，容易失真变形，颜色保真程度低（图 3-5）。

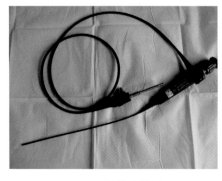

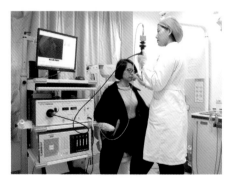

图 3-3　纤维喉镜外观　　　　　图 3-4　纤维喉镜检查

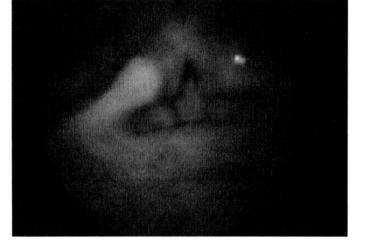

图 3-5　纤维喉镜检查所见

三、电子喉镜

（一）设备

电子喉镜属于软管喉镜。1993 年鼻咽喉电子内镜影像系统投入市场。由于具有更高的分辨率和更真实的影像，目前已基本替代了纤维喉镜系统。它利用喉电子内镜影像系统（包括内镜部分、摄像系统、光源、彩色监视器、录像和打印设备），以及数字影像处理系统观察咽喉的情况。内镜影像系统在内镜尖端配以图像传感器（CCD）片，作为超小型摄像机，获得的影像转换为电子信号后传输。同时可连接数字影像处理系统（接受影像系统的电子信号，实时处理，进行结构或颜色增强），以实时处理动态影像进行重建放大，可以避免蜂房影像。镜体分为检查镜和有工作通道的工作镜（图 3-6），尖端外径 3.5~5.5mm，大小不等（图 3-7）。

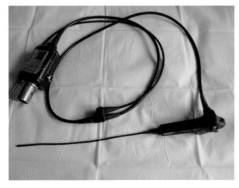

图 3-6　电子喉镜外观

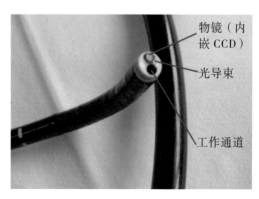

物镜（内嵌 CCD）

光导束

工作通道

图 3-7　电子喉镜的镜体头部

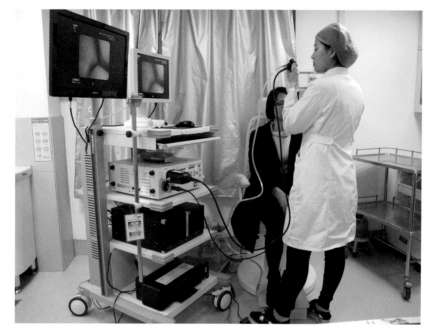

图 3-8　电子喉镜系统和检查

（二）观察内容

1. 正常结构　进行电子喉镜检查，需要检查者对鼻、咽、喉有熟悉的解剖概念，能够区分正常和异常的组织解剖结构（图 3-8）。正常的鼻咽、咽后壁、室带、梨状隐窝、会厌、披裂（杓状软骨）等上皮有完整的黏膜上皮覆盖，呈现粉红色；舌根及会厌谷可以有少量到多量的淋巴滤泡增生。双侧声带呈现瓷白色，表面光滑，在披裂的带动下，行向外开放（呼吸）和向内闭紧（发声）的对称性运动。梨状隐窝及周围结构未见唾液或食物的潴留。声门下上皮光滑，管腔通畅，有时可以窥及气管环（图 3-9~图 3-11）。

2. 异常表现　在进行电子喉镜检查时，经常可以观察到一些影响吞咽功能的异常咽喉病变。

（1）单侧声带麻痹：一侧声带固定于旁中位不动，呈现弓形改变，同侧披裂向下移位，对侧位置及活动正常，声门闭合时见较大缝隙。患者经常出现发音困难、吞咽误吸的情况（图 3-12）。

（2）双侧声带麻痹：双侧声带固定于中位，声门没有明显的开放、闭合动作。患者一般出现吸气性呼吸功能受限，发音尚可，常可闻及吸气性喉喘鸣（图 3-13）。

（3）下咽癌：下咽、环后区、梨状隐窝等处可见新生物或者溃疡。由于肿瘤浸润，声带运动可能出现受限或者固定。患者出现缓慢进展的吞咽困难和疼痛，后期出现发音障碍，甚至呼吸困难（图 3-14）。

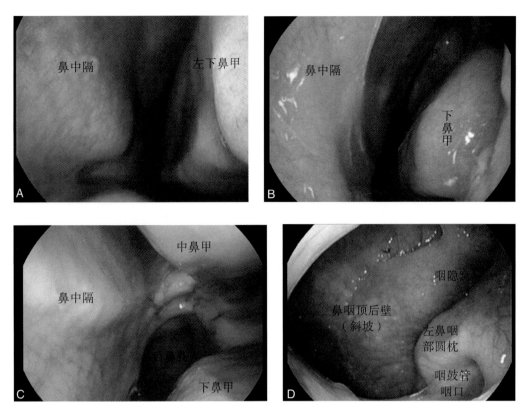

图 3-9　正常鼻腔及鼻咽（A. 鼻腔，显示左下鼻甲及鼻中隔；B. 鼻腔，中、下鼻甲之间的通道即为中鼻道；C. 鼻腔，显示后鼻孔；D. 鼻咽部）

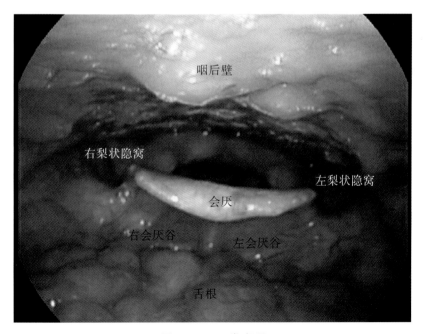

图 3-10　正常喉咽

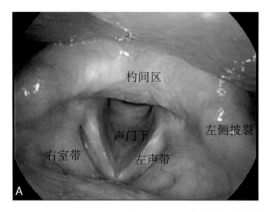
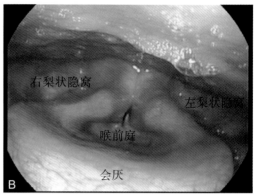

图 3-11 正常喉部（A.声门开放相；B.声门闭合相）

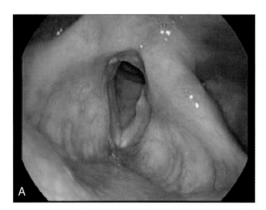
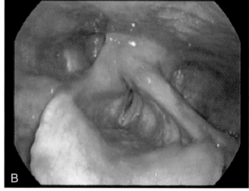

图 3-12 左声带麻痹（A.声门开放相；B.声门闭合相）

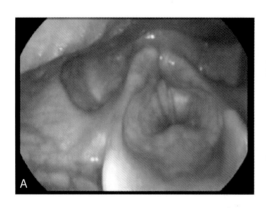
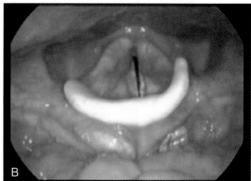

图 3-13 双侧声带麻痹 (A.声门闭合相；B.声门开放相)

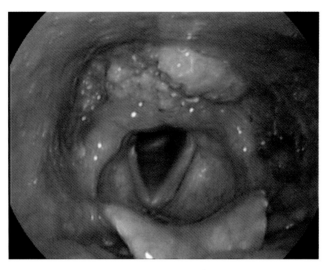

图 3-14　下咽癌

四、频闪喉镜

频闪喉镜系统具有普通卤素光源和频闪光源，可以外接 70° 或 90° 硬管喉镜或者软式纤维喉镜镜体（图 3-15，图 3-16）。由于频闪喉镜较电子喉镜具有放大 3~5 倍的功能，因此可以获得更为清晰的图像（图 3-17，图 3-18）。卤素光源用来检视咽喉形态（如炎症、肿瘤）和功能（呼吸和发音时声带移动，唾液在声门的汇集或吸入）；利用频闪光源导致的视觉残留定律，观察声带振动的慢动作影像，评估病变的浸润深度。频闪喉镜在早期声带癌、声带白斑、声带内生性疾病的诊断中具有很高的临床价值。

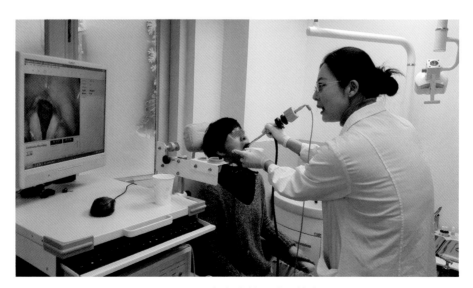

图 3-15　频闪喉镜系统及检查

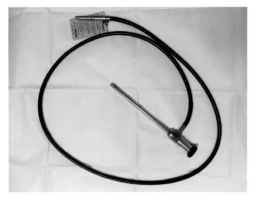

图 3-16　频闪喉镜硬管镜体

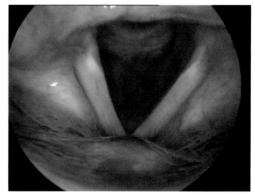

图 3-17　频闪喉镜声门开放相

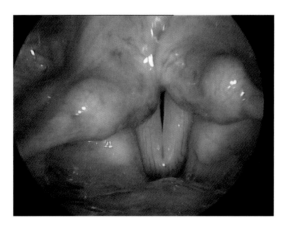

图 3-18　频闪喉镜声门闭合相

五、直达喉镜

直达喉镜属于硬管喉镜。在患者全麻的情况下，咽喉部置入直达喉镜，通过支撑扭矩机械系统或者悬吊机械系统暴露固定，结合显微镜系统放大，能够获得稳定清晰的手术野，是咽喉部内镜手术和环咽肌、食管憩室等手术最重要的暴露工具。直达喉镜有 Jako、Kleinsasser、Ossoff、Zeitels、Tuker、Jackson 等各种类型，术者可以根据个人喜好或者患者的解剖特点进行选择（图 3-19~ 图 3-22）。

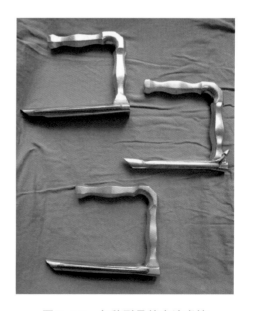

图 3-19　各种型号的直达喉镜

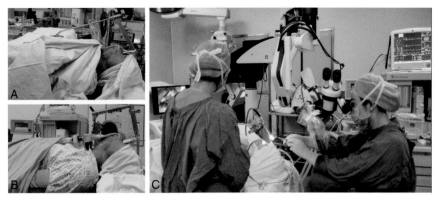

图 3-20　直达喉镜工作系统（A.支撑喉镜；B.悬吊喉镜；C 手术工作）

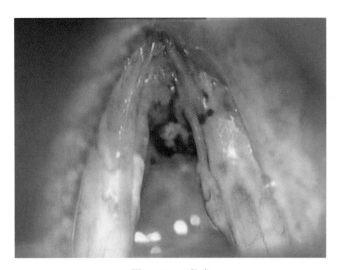

图 3-21　喉癌

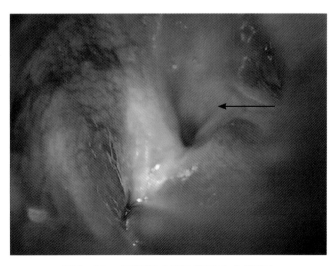

图 3-22　环咽肌（箭头所示为食管腔）

六、 喉镜新进展

随着科技的发展进步，除了上述临床常用的喉镜以外，还出现了几种增强型喉镜，增加了喉镜检查提供的信息量。

1. 自体荧光内镜　自体荧光内镜（autofluorescence endoscopy，AFE）通过特定波长的蓝光（375~442nm）照射组织表面，让其发出颜色和亮度不同的荧光，据此来判断受检部位的良恶性。荧光的性质取决于组织中的荧光物质含量，主要为蛋白质。自体荧光发生变化的原因很多，如代谢的改变、邻近基质的反应性增生、上皮的持续增厚、不典型细胞核增大和固有层弹性纤维减少等。在 AFE 下观察正常喉部黏膜表面呈现亮绿色荧光。轻度不典型增生呈现浅绿色；中度不典型增生表现为绿色荧光减少，呈现浅红或浅紫色的荧光，病变部位与正常组织有较明显的边界；而重度不典型性增生和癌变无绿色荧光，呈现出红色或紫色荧光，病变范围可较普通白光内镜下稍大。从目前研究来看，AFE 能提高早期喉癌和癌前病变的诊断率，其无创、操作简单、灵敏度及特异性均高于普通白光喉镜，但可能不如高分辨率频闪喉镜。

2. 接触内镜/增强接触内镜　接触内镜/增强接触内镜（contact endoscopy，CE/enhanced contact endoscopy，ECE）又称变焦显微内镜。组织用 1% 美兰染色后，全景观察放大 1~20 倍，与组织接触时可放大 60 和 150 倍。ECE 能在活体原发部位观察浅层细胞和黏膜下血管、肿瘤微血管等，通过观察表层细胞的形状、核异型、核浆比例及细胞排列等情况来判断受检组织的良恶性。ECE 具有无创、可实时提供显微诊断和病变边缘信息的特点，使喉黏膜微血管可视化，联合冰冻病理可提高诊断的准确性，并能根据术中所获结果指导进一步的手术（或其他治疗）。

ECE 为近年来新发展的诊断手段，是将 CE 与窄条带成像技术和专业图像增强系统相耦合，以克服不同方法单独诊断喉部病变的局限性。有研究认为，ECE 能准确区分喉和下咽部炎症、癌前病变和癌的特征性新生微血管变化，可作为该类患者临床诊断、治疗及随访评价的一种重要工具。

3. 3D 内镜　3D 内镜（3-Dimensional Endoscopy）使用立体成像技术，采集并产生两路独立的视频信号后，通过一定的显示技术分别供操作者的左眼和右眼观看，利用观察的视差以实现内镜图像的 3D 可视化，分为眼镜式 3D 技术和裸眼式 3D 技术。眼镜式 3D 技术的 3 种主要类型是色差式、偏光式和主动快门式，目前发展相对比较成熟。裸眼式 3D 技术可分为视差屏障技术、柱透镜技术等，是未来的重点发展方向。研究认为，3D 内镜能提高咽喉部解剖的可视化，允许更精确的组织切除，预后和并发症发生率与 2D 内镜技术无明显差异，临床应用潜力巨大。

第二节　软管喉镜吞咽检查

随着内镜技术的广泛应用，软管喉镜用于检查吞咽功能已成为常规的方法。该方法不仅能够直接观察鼻腔、鼻咽、口咽、下咽和喉部的病变，而且可以在基本自然的状态下观察声道、咽喉部吞咽通道的变化，以及与吞咽、发音、呼吸的关系。

软管喉镜吞咽功能评估，又叫纤维喉镜吞咽功能评估（fiberoptic endoscopic evaluation of swallowing，FEES），最早于 1988 年由美国的 Langmore SE、Schatz K、Olsen N 三位学者提出，起初英文缩写为 FEESS（flexible endoscopic evaluation of swallowing safety），即"吞咽安全的纤维内镜评估"，不过后来逐渐被称为 FEES。也有学者将其称之为"内镜录像下吞咽障碍评估（video endoscopic evaluation of dysphagia，VEED）"。例如，美国耳鼻咽喉科权威的 Bastian 教授，从 1984 年起就开始了基于内镜检查录像进行的吞咽功能评价，结合对患者的指导，于 1991 年以 VEED 为名做了报告。FEES 同吞咽造影检查一样，尽管名称较多，但实质都一样。该项技术是利用软管喉镜进入患者口咽部和下咽部，观察会厌、会厌谷、舌根、咽壁、喉、梨状隐窝等结构，以及这些结构在呼吸、发音、咳嗽、屏气和吞咽食物时的运动。该方法通过咽期吞咽前后咽喉部运动功能及食物滞留情况，来评估吞咽过程中的食团运送。

由于这个概念提出的时间是 1980 年代，当时软管喉镜只有纤维喉镜，所以国内至今一直沿用"纤维喉镜吞咽检查"。但随着技术的进步，1993 年电子喉镜出现，由于具有更好的图像质量，逐渐替代了纤维喉镜，故目前采用"软管喉镜吞咽检查"或者"电子喉镜吞咽功能评估"的说法更为合适。

一、FEES 的适应证和优势

（一）适应证

1. 了解咽部和喉部结构和功能的完整性。

2. 了解患者在给定的一段时间内启动吞咽和维持气道保护的能力。

3. 患者不能转运到影像学中心行吞咽造影检查时。

4. 当病情发生变化时，患者担心重复暴露于 X 线辐射下而不愿做吞咽造影检查时。

5. 预约 FEES 检查的时间远快于吞咽造影检查时。

（二）优势

1. 了解鼻咽部、喉部的结构改变，这些结构在透视中无法显影。

2. 存在误吸的高危因素时，不适合用钡剂进行吞咽功能评估。

3. 直视下评估舌体和咽部收缩的对称性，这是其他技术不具备的。

4. 重复的吞咽动作能够激发患者的兴趣，减少疲惫感。

5. 可在一段时间内多次重复评估各种吞咽策略的效果，包括头的转向、屏气等方式。

二、设备

FEES所需设备包括电子喉镜系统或纤维喉镜、电视成像系统以及电动吸引器。

三、操作步骤

1. 准备工作

（1）人员配备：FEES检查人员必须经过吞咽功能相关的解剖生理等专业知识培训，并且需要经过FEES检查操作和结果判定等方面的训练后才能上岗。除了操作者外，至少还需要一名助手和一名护理人员。

（2）物品准备：FEES检查需要准备凝固粉（如奥特顺咽、顺凝宝）、可食绿或蓝色素、呋麻滴鼻液、1%丁卡因药液、2%利多卡因胶浆、矿泉水或温开水、面包或饼干、纸杯、注射器、定量调羹、压舌板、棉签、手套、注射器、指夹式血氧饱和度监测仪或监护仪等。事先用凝固粉调配好色彩鲜艳的绿染或蓝染食物，包括1号（水）、2号（稀流质）、3号（浓稠食物）和4号（面包或饼干夹3号食物）。

（3）患者准备：FEES检查的第一步应向患者充分解释检查过程。虽然经鼻喉镜检查是安全无痛的，但还是会给一些患者带来不适感。做好解释对第一次接受此项检查的患者尤其重要，以便取得合作。此外，应与患者或其家属签署知情同意书。

一般情况下，患者如能坐起应尽量取坐位，保持头直立、面向正前方、四肢放松的体位。对于卧床或不能转移的患者，在半卧位下也可进行。检查前，尽量清洁鼻腔，向鼻内喷入少许血管收缩剂（呋麻滴鼻液）和局部麻醉药（1%丁卡因药液）。临床上，也常用利多卡因凝胶涂抹纤维鼻咽喉镜前端的1/3表面，对插入内镜的那侧鼻腔给予局部麻醉。最新的研究提出，检查尽量不使用任何药物，因为使用血管收缩剂和局部麻醉药物与不使用药物相比，在操作成功率及鼻腔出血发生率方面无任何差异。但据笔者临床观察，鼻腔适当使用血管收缩剂和局部麻醉剂，可明显提高患者的耐受度，显著降低鼻腔出血率。使用上述药物要防止出现药物的潜在副作用。在任何情况下，患者的安全应是首先考虑的问题。

2. 操作程序

专业操作者将软管内镜连接好吸引器、冷光源和视频录制设备后，打开光源和录制设备。然后，操作者带好手套，一手持镜的近端体部，并用大拇指操作可以控制镜头方向的操纵杆，另一手持镜管远端，由一侧鼻孔进入，轻轻地将其置于下鼻甲和中鼻甲之间的通道（中鼻道）。应远离鼻中隔，尽量从鼻腔缝隙当中穿过，不要碰触到鼻腔黏膜。当遇到中鼻道较窄、镜头不易通过或紧张和过于敏感的患者时，会出现频繁打喷嚏甚至抗拒检查而影响操作的情况，可适当使用呋麻液和1%丁卡因喷鼻以降低操作难度，或者调整到另一侧鼻腔进镜。镜头行进过程中，遇到视野变小或模糊时，不能强行插入，应及时后退，调整方向和角度，直至看清所到部位的管腔方向再深入。进入后鼻孔时，可看到侧壁类似单个橘瓣的半圆形隆起部分（即圆枕），又称为咽鼓管隆突，则表示到达鼻咽部。操作的关键点是镜头从鼻咽部深入到口咽部时，镜子要经过一处向后下方的斜坡样结构，即鼻咽部的顶后壁。操作者要用操作手的大拇指小心调节控制镜头方向的操纵杆，使镜子前端接近斜坡面后方能及时向下弯曲，另一只手顺着向下的方向把镜头慢慢往前递送至口咽部，当可清晰看见会厌时松开操纵杆。如果痰液潴留较多出现影响镜头视野的情况，可以利用负压吸引器经工作通道及时吸出。进入口咽部后，一般情况下把镜头置于会厌上方，调整好视野，就可以让助手根据指令帮助进行患者喂食检查。

3. 观察内容　上气道的结构是由一系列的空腔和阀门构成。空腔包括口腔、口咽、喉咽。这些空腔先扩大接收食团，再对食团进行压缩，随着压力的变化，食团被推送并从腔内清除。阀门主要包括舌、腭咽、喉咽（杓状软骨、会厌、室带、声带）和咽食管交界处。阀门的主要功能是负责把食团向下一个部位推送，允许或阻止食团从一个腔到另一个腔。阀门损害会导致食团不正常地进入空腔或反流，或食团无效运输。FEES的首要目的是评估这些空腔和阀门的结构，根据评价目的的不同，观察的重点也不同。FEES检查评估内容包括以下6个方面。

（1）检查咽喉部的解剖结构：镜头到达鼻咽部时，通过发声和咽下唾液，并根据软腭和咽后壁的收缩来对鼻腔闭锁功能进行评价。嘱患者发哼声，发元音、辅音及短句音，检查鼻咽结构的功能。嘱患者做空吞咽动作，评估吞咽过程中的软腭运动功能。如果怀疑患者存在鼻咽反流，可通过观察空吞咽时唾液通过鼻咽的情况来判断，或让患者吞咽1~3ml的染色液体来判断。观察鼻咽结构后，镜头深入口咽和喉咽，置于会厌上、悬雍垂下。此位置可清晰看见口咽及喉部结构，包括局部黏膜的颜色和光泽度，会厌的形状大小及倾斜角度，舌根部及会厌谷的滤泡增生情况，披裂是否有红肿，两侧咽侧壁及咽后壁是否有溃疡，喉前庭、室带及声带是否有异常增生，两侧梨状隐窝是否对称。喉前庭大小形态的不一致，决定了吞咽时发生喉前庭渗透的风险有大有小。一些有过气管插管史的患者，可以观察到声门后方或者声门下部位的肉芽肿。

（2）评估咽喉部的运动：咽活动的评估技巧包括嘱患者发假声元音、做Valsalva动作（深吸气后捏鼻鼓气，再用力呼气）等。发假音可促进咽侧壁向内挤压，可以评估咽部力量是否有力或对称，完好的咽部挤压可降低误吸风险。通过嘱患者做 Valsalva 动作，观察梨状隐窝的最大打开程度；然后让患者放松呼气，观察梨状隐窝的恢复，有助于明确解剖结构的微小移位或提示一侧咽功能减退。让患者把头从一侧转向另一侧，观察梨状隐窝的关闭，若不对称，则提示一侧存在问题。

喉的功能是保护气道以及吞咽时协助食管入口的开放。因此，喉功能的评估主要包括喉头保护气道的关闭能力和喉头促进食管入口开放的上移能力。

将喉镜镜头放在接近会厌的位置，让患者持续发"衣——"声数秒，通常会引起喉部的上升，帮助喉结构的暴露。如果软腭的上升导致视野暴露不佳，则需要用鼻音，如"母——"，来帮助完成任务。

观察声带的运动，前方、后方是否闭合紧密以及在内收的位置能维持多久（患者吞咽障碍时需要保持几秒钟来保护气道）；嘱患者清嗓和咳嗽，观察声带的内收情况；嘱患者发"啊——"、"衣——"音，观察杓会厌皱襞（披裂）、声带内收外展的运动功能。记录声音的质量、声带闭合和开放的情况，明确是否存在单侧或双侧声带麻痹。带呼吸音的发声提示声带功能障碍以及气道保护能力障碍。

让患者屏住呼吸，观察声带的内收、室带向中间挤压以及杓状软骨向会厌靠近的情况。正常情况下，当屏住呼吸时，室带会关闭；当完全屏住呼吸时，喉部会出现缩紧状态，伴有室带的收缩及杓状软骨的上移。用这种方法可以较好地评估喉部所有阀门的功能。

让患者发低的元音，然后转成尽可能高的音，观察声带长度的变化、喉结构的升高。升高的音调与喉部的抬高和咽部的挤压有关。若患者不能完成高低音转化则可能提示喉上神经的损伤，或者环甲肌或舌骨上肌群的功能障碍。

（3）检查分泌物聚积情况：喉镜进入口咽部后，可以观察会厌谷、梨状隐窝、咽壁、舌根、环杓后区等部位是否有分泌物潴留。在有分泌物潴留的地方，检查者应轻轻用镜头触碰组织，并让患者在感受到触碰时做出回应。在正常人群中，这些部位应该没有分泌物的潴留，或只有一点点气泡，用镜头触碰容易引起反应。有分泌物潴留提示该部位感觉功能差，或该部位组织的清除能力差。若吞咽时积液可被清除，则提示感觉受累；若吞咽时分泌物无法清除，则提示该处组织存在不完全或无效运动。在一些患者中，感觉和运动功能可以同时受累。

根据日本学者才藤荣一的分法，可以把咽喉部分泌物的聚积情况分为 4 个等级（即 Scale 0~3）：咽喉部无分泌物聚积或有轻度聚积时，定为 0 级；咽喉部聚积较多分泌物，但喉前庭内无聚积分泌物时，定为 1 级；喉前庭处存在分泌物聚积但能咳出时，定为 2 级；喉前庭处存在分泌物但无法咳出时，定为 3 级。例如，脑干梗死真性延髓性麻痹所致吞咽障碍患者使用喉镜检查，通常可见会厌形态正常，能自主活动，但一侧杓状软骨、声带可能瘫痪，两侧梨状隐窝入口处可见不等量的透明状黏性痰液聚积（图3-23）。

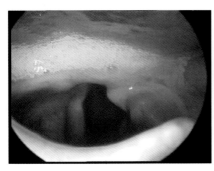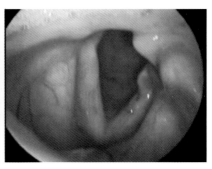

图3-23　脑干梗死真性延髓性麻痹所致的吞咽障碍患者喉镜检查（可见会厌形态正常，左侧杓状软骨、声带瘫痪，两侧梨状隐窝不等量痰液聚积）

（4）通过进食不同黏稠度的染色食物直接评估吞咽功能：在患者咀嚼食物时，通过观察舌根部的运动情况来评估舌根对食物的推挤作用和舌向后推送食团的对称性和时间。在进食时，根据观察食团前端到达何位置时启动吞咽反射，可以评估喉上抬能力。通过测算口腔期的持续时间，以及观察食团进入咽部的大小和黏度，可以评估咀嚼的效率和形成食团的能力。

让患者吞咽经色素绿染或蓝染的食物，包括水（1号）、稀流质（2号）、浓稠食物（3号）及固体（4号）等不同黏稠度的食物。一般先从1号液体食物开始，给食量一般从1~3ml开始，或根据预先简单评估量给予。用注射器吸取定量的食物到定量调羹上，由助手喂食后，嘱患者将食团含在口中，直到检查者数到3开始吞咽，观察有无部分食团提前落入会厌谷或梨状隐窝，或在吞咽前是否有食团的渗入或误吸。如果食物（特别是流质食物）提前落入咽部（食物溢漏），则提示舌根部运动受限不能抬高与软腭接触。

吞咽后，观察吞咽启动的速度。再次检查鼻腔、会厌谷、梨状隐窝、舌根、咽壁、环状软骨后区、声带、室带是否有食物残留，记录食物残留的位置并估算残留量。例如：右侧脑桥梗死患者吞咽1号液体和2号食物后，可见会厌谷、梨状隐窝少许染色食物残留；3号食物1次吞咽后可见舌根、会厌谷、梨状隐窝较多残留，多次吞咽后可清除大部分，左转头吞咽后仅左侧梨状隐窝少许残留，右侧梨状隐窝清除较干净（图3-24）。观察是否出现喉前庭、声门下气道染色，由此评估对食团的清除能力并估计误吸的程度；如果观察到声带或声门下染色，提示渗漏或误吸（图3-25）。注意患者咳嗽或者清嗓的反应。如果没有反应，则要求患者咳嗽并重复吞咽，记录此次重复吞咽过程中是否有食团清除发生。完成以上任务后，1号液体食团增加至3~5ml，如果测试安全进行，可以接着尝试更大量的液体食团，甚至最后患者可选择自己想要尝试的吞咽食团量。如果可以吞咽1号液体食团，接下去测试2号、3号食物。吞咽功能较好的患者，可以尝试4号食物。

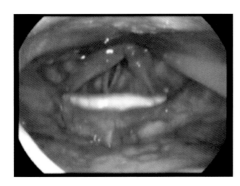

A. 1号液体1次吞咽后

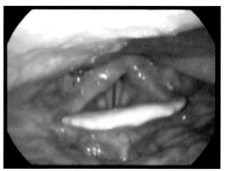

B. 2号食物1次吞咽后

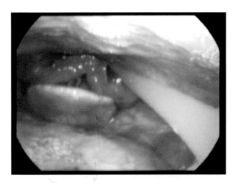

C. 3号食物1次吞咽后

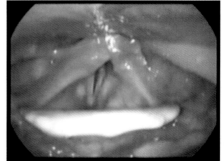

D. 3号食物多次正位吞咽后

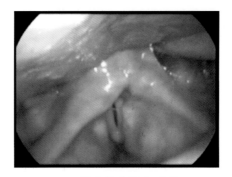

E. 3号食物左转头吞咽

图3-24　右侧脑桥梗死患者FEES检查图像。可见在1号液体（A）及2号食物一次吞咽后（B）的少许残留；3号食物一次吞咽后在舌根、会厌谷、梨状隐窝较多残留（C）；经多次吞咽后残留大部分清除（D）；采用向左转头吞咽的体位仅发现在左侧梨状隐窝有少许残留（E）

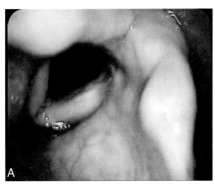
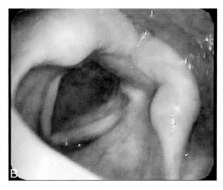

图 3-25　FEES 检查图像（A.声门上渗漏；B.声门下误吸）

如果患者吞咽几乎正常，由于收缩的舌头和咽掩盖了视野，检查者不可能观察到吞咽的即时变化。反而在那些舌－咽收缩功能较弱的患者中，检查可能会获得更多信息。

（5）评估代偿吞咽方法的疗效：在内镜下嘱患者空吞咽与交互吞咽，对进食吞咽后残留较明显者，嘱反复做几次空吞咽或饮少量的水（1~2ml），观察食团能否全部咽下。对咽部两侧梨状隐窝残留食物较多的患者，让其分别左、右转，做转头吞咽，观察去除残留食物的情况。如果一侧咽腔麻痹，头转向麻痹侧点头位吞咽，观察食团通过情况。遇到会厌谷残留食物，嘱患者做点头样空吞咽动作，通过残留食物去除的情况来评价疗效。

（6）反流情况观察：对可能存在反流的患者，可将内镜固定在检查部位更长时间以观察数次吞咽后的反流情况，此种现象常常提示食管上括约肌功能不全，或存在 Zenker 憩室以及严重的食管缺乏动力。

需要明确的是，FEES 的任务主要是评估个体的结构和功能，评估的内容和时长要个体化。例如，门诊患者及住院患者就有很大的不同，门诊患者情况较好，而住院患者很多已经不能经口进食了，也有可能无法耐受较长时间的检查。

第三节　软管喉镜下咽喉感觉功能测定

1993 年，美国哥伦比亚大学内外科学院 Jonathan E. Aviv 教授发明并首次介绍了评估咽喉黏膜感觉的新技术——软管喉镜下咽喉感觉功能测定（flexible endoscopic evaluation of swallowing with sensory testing，FEESST），即运用专门设计的带有能发放空气脉冲的工作通道的软管喉镜来量化评估吞咽功能障碍患者的咽喉感觉减退程度。FEESST 目前已成为临床评估吞咽功能和咽喉感觉较为成熟的技术，不只限于研究吞咽障碍，也用于研究胃－食管反流、咽喉反流对喉及吞咽功能的影响等。

一、设备与检查方法

1. 设备　标准的 FEESST 检查需要软管喉镜及电视系统、与内镜相连的空气脉冲感觉刺激器、配套管鞘等，目前有 Pentax 公司、Vision Sciences 公司和 Medtronic 公司提供相关的设备产品。

2. 检查方法　受检者一般面对检查者而坐，也可以平时的进食体位进行检查，无需进行任何局部或表面麻醉，以避免气道黏膜感觉发生变化。将喉镜套入带工作通道的管鞘内，工作通道的近端与空气脉冲感觉刺激器的脉冲管相连。喉镜管鞘涂以非油性水溶性润滑剂后经一侧鼻腔进入咽喉部。将内镜的远端放在距杓部、杓会厌皱襞或声带表面 2~5mm 处，通过工作通道远端发放压力值在 0~10mmHg、单次发放时间为 50ms 的脉冲气流或发放连续的气流，以引出声襞内收，即喉内收肌反射（laryngeal adductor reflex，LAR）。在观察咽喉运动功能的同时，了解其感觉阈值。Merati 等介绍的另一种方式是直接用 3mmHg 的空气脉冲分别检测一侧上述部位。若 LAR 引出则该侧黏膜感觉正常，若未引出则直接增加空气脉冲至 6mmHg，仍未引出则增加至 9mmHg，即以 3mmHg 的增加值递增检测，认为此法可快速评估咽喉黏膜感觉障碍的程度。

二、观察内容

1. 借助喉镜的物理检查　检查软腭的功能、舌根部和咽壁的运动；检查喉部情况，包括炎症或其他疾病过程的存在或消失；声带的活动度和声门的关闭，随意屏气确定吞咽时呼吸暂停维持的能力；喉的活动度；对咽喉解剖结构进行评估和感觉测试，如观察 LAR 的存在或消失，据此判断由喉上神经支配的咽喉黏膜的感觉能力。

2. 借助喉镜的临床吞咽检查　当给予定量的液体及固体食物时，可以评估食团从口腔向食管运送过程中的时序、效率及安全性；受到食物和液体刺激的感觉处理检查，包括在吞咽起始时对食物刺激的反应，异常吞咽时对咽残留食物的反应，对误吸的反应。

3. 判断标准　Aviv 等的评定标准为压力值 <4mmHg 为正常感觉阈值，压力值在 4~6mmHg 为感觉中度减退，压力值 >6mmHg 为感觉重度减退。Merati 等介绍的判定标准，<3mmHg 为感觉正常，3~6mmHg 为轻度感觉障碍，6~9mmHg 为中度感觉障碍，>9mmHg 仍未引出则为重度感觉障碍。若双侧感觉减退均存在是吞咽功能障碍的有力临床指标。正常 20~40 岁人群 LAR 的反应阈值为 2.06mmHg，41~60 岁为 2.44mmHg，>60 岁为 2.97mmHg。通常年龄越大则感觉阈值越高，这可能与感觉神经随年龄退行性变有关。

三、应用价值

FEESST 是检查吞咽时气道保护性咽反射和食团运输的唯一方法，对确定患者是否可经口进食有重要指导意义。此项检查能较准确地反映杓状会厌带的感觉功能，同时可反映口咽对食团的感知程度和保护气道的必要性。FEESST 能够对吞咽过程进行综合评估，指导吞咽障碍患者的行为和膳食管理，为临床医生制订个体化食物以及安全的吞咽姿势提供帮助。FEEST 在伴有吞咽困难的头颈部癌症患者的住院管理上较吞咽造影性价比更高。FEESST 的检查结果与心理物理测试结果显著相关（如询问受试者是否能感觉到咽或喉内的空气刺激），可用于无行为表达能力且无法参与测试的患者。该项技术经济、方便、安全、易行、准确，在普通诊所或床边均可检查，可在电视监视下同时评价吞咽运动和咽喉感觉，适用于从早产儿到老年人的各年龄段患者。在儿童的研究方面尚无发生喉痉挛或呼吸抵抗的报道。

第四节　FEES 检查注意事项

开展 FEES 需要注意以下事项。

1. 操作者应具有使用喉镜检查资质，能够熟练使用喉镜进行各项操作检查。

2. 各中心开展 FEES 检查需要预先设计好完善的工作流程和预案，包括人员任务安排、食物的准备、遇到风险情况时的处理、设备的清洁维护等，并要求操作人员严格按照流程和预案进行工作。

3. 关注医疗紧急情况的管理。FEES 相关的潜在风险包括：血管迷走神经性反应、鼻出血和局部麻醉的反应（如果使用）。以下措施可以减少这些风险发生的可能性：在检查前努力让患者放松；插入喉镜操作时动作应小心轻柔；限制鼻黏膜的麻醉药使用量等。在检查中心必须有足够的设施和处理方法来应对可能出现的任何突发事件。

总而言之，喉镜下吞咽评估检查需要一个专业团队，每个患者的评估内容也要根据病情不同而个体化。团队需要不断教育成熟，在确保患者安全的前提下，保证FEES 流程和结果判读的准确性。

第五节　软管喉镜吞咽功能检查与吞咽造影检查的比较

软管喉镜吞咽功能检查（FEES）与吞咽造影检查（VFSS）都可用作吞咽功能检查，它们有许多相同与不同之处。现将这两种吞咽功能检查总结如下。

一、两种检查的相同之处

1. 目的相似　虽然两者各有优缺点，但目的都在于客观评估吞咽中口、鼻、咽、喉及食管的解剖结构和生理功能。FEES 着重于对局部的观察，而对吞咽的全过程、解剖结构与食团的关系以及环咽肌和食管的功能等方面得到的信息不多。由于吞咽时内镜视野消失，仅在吞咽前后进行观测，不能观测食团的基本运动情况；同时对咽期的检测仍不够全面，不能评测口腔期和食管期的变化以及舌和咽之间的运动协调性。

2. 选取材料相似　两种检查都选用了流质食物和固体食物，以便在进行每项检查时能更清楚的成像。VFSS 使用硫酸钡混悬液作为可视对照剂，而 FEES 检查使用天然或添加色素的液体和食物成像。

3. 评估过程相似　临床医生可通过两种检查评估患者连续进食时口、鼻、咽、喉和食管的解剖结构及生理状况、吞咽功能以及代偿吞咽法的作用和效果。

二、两种检查的不同之处

1. 技术和成像视野有明显差异　VFSS 是对从唇到胃的吞咽功能进行的一项更为全面的评估，适用于吞咽起始功能及食管运送功能的评估。FEES 检查只注重从鼻咽到喉咽的功能成像，能更好地反映解剖结构及分泌物积聚情况。基于这一点，FEES 检查适用于脑神经病变、手术后或外伤及解剖结构异常所造成的吞咽功能障碍，也适用于分泌物误吸等各种吞咽障碍患者。所以评估吞咽解剖结构及大量分泌物积聚时，FEES 优于 VFSS。但 FEES 不能观察吞咽的整个过程，特别是对于口腔期和舌的功能观察有限，仅能通过进入咽部食团的间接信息来判断吞咽的效果，不能直接观察误吸及环咽肌打开的情况。因此，FEES 对吞咽器官之间的协调性不能做出直观评价。此外，当吞咽的量达到最大或食物盖住内镜一端时，内镜将不能成像，而 VFSS 不受此限制。

2. 方便可行、无辐射损害、可重复性、检查持续时间不同　FEES 检查的另一优点是设备携带方便、使用率高，在多种情况下都可相对方便的使用，因此增加了使用率。此外，FEES 检查时无 X 线辐射，可反复进行，不存在对人体的损害，每一次检查时间都可长于 VFSS 检查所用时间（透视时间 3min 左右）。特别是 VFSS 检查要求在严格防辐射场地进行，需要患者前往放射科，因此必须得到放射科人员的配合，不利于康复科单独推广应用。而且 VFSS 存在有误吸钡剂造成肺功能损伤，甚至呼吸衰竭的风险。在国外，研究人员还将 FEES 检查技术作为一种生物反馈工具及教会患者学会进行气道保护的方法而反复运用。

3. 感觉评估的应用　近年来，国外学者还把 FEES 检查应用于检查上呼吸道的敏感性，如带有感觉评估功能的软管喉镜吞咽功能检测（FEESST）。此检查可通过送气通道发送气体脉冲接触黏膜，要求患者确认触觉刺激，可以评估患者的感觉功能。VFSS 检查却无此功能。

综上所述，两种检查之间呈现高度一致性，又各有所长。在临床上患者接受吞咽障碍评估时，可根据临床环境的需要，选择其中一种检查方法即可，或将两种检查方法进行互补性使用（表 3-1）。

表 3-1　喉镜吞咽功能检查及吞咽造影检查的临床应用

应用	软管喉镜吞咽功能检查	吞咽造影检查
最初的评估	√	√
食管吞咽障碍		√
脑神经功能麻痹 / 不全	√	√
结构偏移	√	
分泌物的评估	√	
无转移能力的患者	√	
反复进行检查	√	
拔管进食安全性评估	√	√
拔管后进食策略选择评估	√	√
生物反馈	√	

注：“√”为被应用

（陈　婷，郑　昊，陈梅香）

参考文献

［1］窦祖林.吞咽障碍评估与治疗.北京：人民卫生出版社,2009.

［2］张婧,王拥军.脑卒中后吞咽困难的影像学分析.中华神经科杂志,2006,39:305-308.

［3］李爱东,刘洪涛,黄宗青,等.脑卒中急性期吞咽障碍环咽肌功能的临床及影像学评定.中国康复,2011,26:336-338.

［4］Rosenbek JC, Robbins JA, Roecker EB, et al. A penetration-aspiration scale. Dysphagia, 1996, 11:93-98.

［5］Martin-Harris B, Jones B. The videofluorographic swallowing study. Phys Med Rehabil Chin N Am, 2008, 19:769-785.

［6］Molfenter SM, Steele CM. Variation in temporal measures of swallowing: sex and volume effects. Dysphagia, 2013, 28:226-233.

［7］窦祖林,兰月,于帆,等.吞咽造影数字化分析在脑干卒中后吞咽障碍患者疗效评估中的应用.中国康复医学杂志,2013;28:799-805.

［8］Molfenter SM, Steele CM. Temporal variability in the deglutition literature. Dysphagia, 2012, 27:162-177.

［9］Park T, Kim Y, Ko DH, et al. Initiation and duration of laryngeal closure during the pharyngeal swallow in post-stroke patients. Dysphagia, 2010, 25:177-182.

[10] Kendall KA, McKenzie S, Leonard RJ, et al. Timing of events in normal swallowing: a videofluoroscopic study. Dysphagia, 2000, 15:74-83.

[11] Leonard RJ, Kendall KA, McKenzie S, et al. Structural displacements in normal swallowing: a videofluoroscopic study. Dysphagia, 2000, 15:146-152.

[12] Kim Y, McCullough GH. Maximum hyoid displacement in normal swallowing. Dysphagia, 2008, 23:274-279.

[13] Sia I, Carvajal P, Carnaby-Mann GD, et al. Measurement of hyoid and laryngeal displacement in video fluoroscopic swallowing studies: variability, reliability, and measurement error. Dysphagia, 2012, 27:192-197.

[14] Leonard R, Rees CJ, Belafsky P, et al. Fluoroscopic surrogate for pharyngeal strength: the pharyngeal constriction ratio (PCR). Dysphagia, 2011, 26:13-17.

[15] Choi KH, Ryu JS, Kim MY, et al. Kinematic analysis of dysphagia: significant parameters of aspiration related to bolus viscosity. Dysphagia, 2011, 26:392-398.

[16] McCullough GH, Kim Y. Effects of the Mendelsohn maneuver on extent of hyoid movement and UES opening post-stroke. Dysphagia, 2013, 28:511-519.

[17] Baijens L, Barikroo A, Pilz W. Intrarater and interrater reliability for measurements in videofluoroscopy of swallowing. Eur J Radiol, 2013, 82:1683-1695.

[18] Sia I, Carvajal P, Lacy AA, et al. Hyoid and laryngeal excursion kinematics-magnitude, duration and velocity-changes following successful exercise-based dysphagia rehabilitation: MDTP. J Oral Rehabil, 2015, 42:331-339.

[19] Frowen JJ, Cotton SM, Perry AR. The stability, reliability, and validity of videofluoroscopy measures for patients with head and neck cancer. Dysphagia, 2008, 23:348-363.

第四章 咽腔测压检查

吞咽是一个压力驱动的生理过程，由于压力较难测定，通常用压强（pressure）反映食团的推动力（forces）。测压技术（manometry techniques）利用多导腔内测压仪记录和量化腔壁肌肉收缩过程中腔内压强的变化，从而间接反映压力变化。这种压力可以是腔壁组织与传感器直接接触产生的压力，或者是腔内空气或食团环绕传感器所产生的压力。目前该技术包括灌注式液态测压和固态测压两种方式。液态测压受时间分辨率以及测量时体位的影响，在吞咽功能的评估中的应用价值有限，固态测压技术发展更快，应用越来越广泛。

新型高分辨率固态测压（high resolution manometry, HRM）具备较好的时间和空间分辨率。固态咽腔测压利用传感器的输出信号随咽肌肉运动或喉部上抬而变换位置发生变化的特点，不但可以评估咽期吞咽肌的收缩和松弛情况，而且能够反映吞咽过程中肌肉的协调性。利用其导管上的压力 – 时间变化关系，可以量化评估咽和食管腔的静态和动态变化，准确地反映其功能状态，有助于吞咽障碍患者的诊断和治疗策略制订。

第一节 设备与应用

一、设备

HRM 主要包括测压导管（ManoScan ESO）及 ManoView 图形分析软件。ManoScan 固态测压导管可用来测量从咽部至食管的压力和运动，本章主要讲述其在咽部及食管上段的应用。导管一般有 36 个通道，每个通道均带有环绕微型压力传感器，直径为 4.2mm，传感器间距约 1cm，压力的变化直接通过传感器上的电信号变化输出显示（图 4-1）。ManoView 分析系统提供了压力分析工具，检测者能有效确定动力障碍，高级工具可用于进一步精确和深入的定量分析研究。

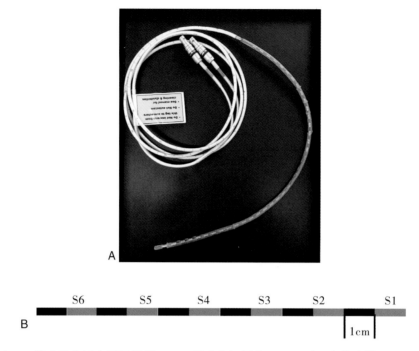

图 4-1　高分辨率固态测压导管 (A.36 通道电极导管；B. 环形压力传感器，间距 1cm)

二、应用范围

（一）适应证

HRM 检查系统可用于检查咽腔至食管，直至胃的近端，如胃 - 食管反流、各种原因导致的吞咽障碍、功能性胸痛、食管括约肌失迟缓等疾病的诊断，并有助于分析其原因。但本章仅关注咽腔及食管上端，凡因神经肌肉病变等病因导致的吞咽障碍患者或者功能性因素需要测定咽 - 食管段压力者。

（二）禁忌证

HRM 的禁忌证包括不能耐受经鼻插管的患者，如患血液系统疾病患者。

第二节　操作步骤

一、受试者准备

测压前 48h 停止服用下列可能影响测量结果的药物：肌松剂、硝酸甘油、钙通道阻滞剂、胃肠促动力剂、H_2 受体阻滞剂、镇静剂、止痛剂、抗抑郁药物及抗胆碱能药物等。如病情不允许停用一些影响食管动力的药物（如心脏病患者服用硝酸甘油、钙通道阻滞剂等），分析检查结果时则必须考虑这些药物的影响。

二、仪器准备

检查前先进行仪器校准。由于压力值是以大气压为准，因此使用前要进行温度、湿度校准，空腔内压力应等同于大气压，设定为"0"。

三、检查程序

患者取坐位，经鼻孔或口腔轻缓地插入测压导管，必要时也可以采用2%利多卡因局部麻醉鼻腔，再插管以减轻不适。嘱患者同时进行吞咽动作（空吞咽或水），便于测压导管进入食管。插入导管40cm时停止，用胶布将导管固定在鼻翼处。此时可看到UES高压区处于屏幕中间水平。经过5min的适应期后，嘱受试者停止吞咽及说话，平静呼吸，缓慢放松30s，记录咽部及UES各段基础压力水平。然后，按照检查要求的方式吞咽特定容积和种类的食物，依次进行空吞咽、吞咽液体、糊状食物、固体食物以及其他干预手段，如低头吞咽、门德尔松吞咽等。操作流程详见图4-2。

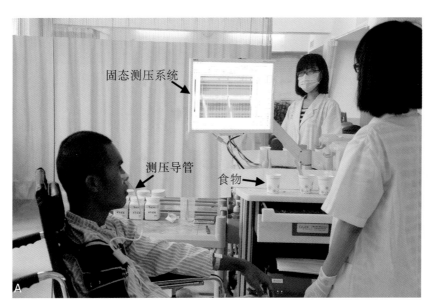

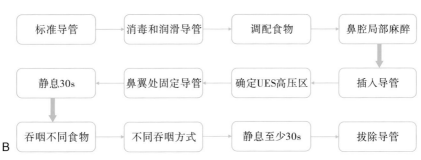

图4-2　高分辨率咽腔测压系统（A）及操作流程（B）

四、可能的风险

由于导管需要插入鼻腔，由此可能带来不适，如鼻部疼痛、轻微出血、流涕、咽喉不适，罕见诱发心律不齐或者食管穿孔，导管进入气道亦会引起咳嗽甚至窒息。如发生上述意外，应及时处理，甚至可能需要内镜或者手术干预。注意该检测设备不能进入 MR 检查室。

由于 HRM 并不能实时监测误吸情况，检查过程中可能出现误吸。此外，由于导管质脆而易折，操作时不能弯折。若使用和清洗等保养方式不当，会大大缩短导管的使用寿命。

第三节　记录与参数分析

HRM 主要测量的是吞咽过程中从腭咽到 UES 之间的压力动态变化情况。静息状态下，咽腔内压力应等同于大气压，而 UES 呈收缩状态，存在一个明显压力带，压力值为 50~80mmHg。根据此压力带可以判断传感器的位置，以及定位其他解剖结构。吞咽时咽蠕动起始时腭咽收缩，伴随舌根后缩压迫导管，出现相对低波幅、长持续时间的压力波；吞咽中期中、下咽肌收缩时出现快速、高波幅上扬波和单一尖波，这种波可迅速恢复到压力基线，随后伴随 UES 的收缩和松弛出现典型的"M"型波形（图 4-3）。

一、定性分析

（一）腭咽部

腭咽部（velopharynx, VP）是软腭后方与咽后壁的前方之间的部位。舌向后挤压导管压迫咽壁时，咽腔出现高耸、尖形的压力波。图 4-3 中可见一个明显的短暂的峰值，是舌根部（tongue base, TB）压力峰值。VP 和 TB 峰值通常融合在一起。随后就是位于舌根下方的会厌，当会厌翻转时，压迫导管，在压力图上也可产生一个短暂的高峰。这个波的峰值有可能是上咽部最大，但由于时间短暂，波峰下面积反而最小。但有时该压力波峰未能显示，一般会厌在舌根之下 1cm 左右，如欲显示会厌峰，可以轻轻移动导管。

（二）下咽部

下咽部包括有上、中、下咽缩肌以及环咽肌。由于咽缩肌由快速 II 型纤维组成，而环咽肌由 I 型纤维组成，因此窄波代表的是咽缩肌，宽波主要是环咽肌收缩导致。窄波的峰值即可称为下咽部（low pharynx, LP）压力峰值，代表的是咽部收缩最大的地方；而宽波的峰值是 UES 峰值，在 UES 松弛前后各有一个，分别是 UES 松弛前波峰和松弛后波峰。这两个波峰之间的一段低平波形，即为 UES 松弛残余压，正常情况下应低于大气压。正常吞咽时 UES 压力曲线呈 M 型改变（图 4-3）。

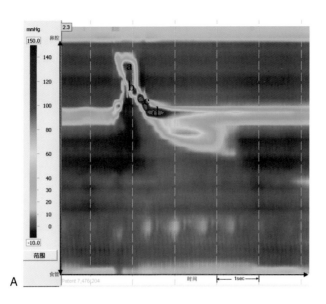

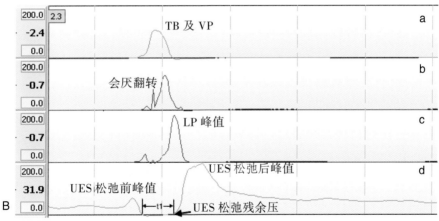

图 4-3 正常人咽腔测压压力分布（A.时空分布图，不同颜色代表不同的压力值，红色最高，蓝色最低；B.图 A 中 a、b、c、d 对应的波形图，分别观察腭咽部、舌根部及会厌、下咽部以及 UES 水平的压力随时间变化情况。TB: 舌根部；VP: 腭咽部，LP: 下咽部，UES: 食管上括约肌，t1: UES 松弛时间）

二、定量分析常用指标

（一）压力参数

1. 上咽部收缩峰值常采用舌根部压力值。

2. UES 静息压。

3. UES 松弛残余压（UES 松弛至最低点时的压力值）。

4. UES 松弛前收缩峰值和松弛后收缩峰值。

5. LP 压力峰值。

（二）时间参数

收缩波峰持续时间或波峰之间的间隔时间均可测量。但临床上最常关注的是 UES 松弛时间，以 UES 松弛前波和松弛后波之间的时间间隔计算（图 4-3 中的 t1）。也可以计算咽腔收缩峰值与 UES 松弛之间的时间间隔，评估咽缩肌与 UES 的协调性。通常咽收缩的同时，UES 压力应降至最低点。

还可以将压力值与时间参数结合起来，计算波峰下面积。

三、常见异常表现

HRM 常见的异常表现详见图 4-4 ~ 图 4-6。

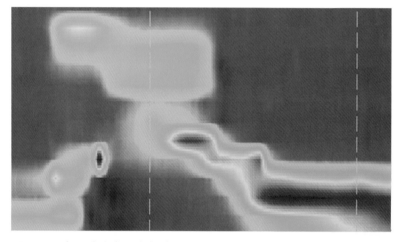

图 4-4　鼻咽癌患者咽喉部收缩压力明显降低，但 UES 松弛基本正常

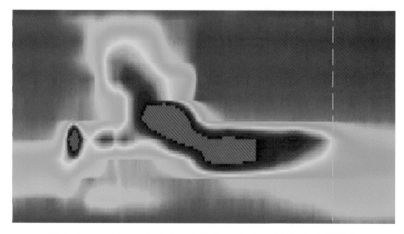

图 4-5　帕金森病患者 UES 松弛不完全，松弛残余压增高

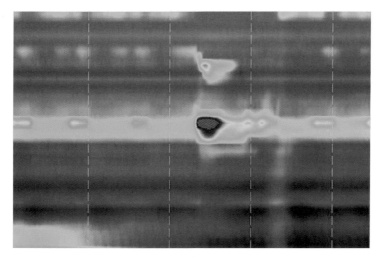

图 4-6 脑干梗死患者咽部无压力，舌根部压力下降，UES 不开放，并且在舌根部收缩时 UES 压力反而明显升高，提示松弛不协调

四、可能的影响因素

（一）内在因素

以下内在因素可影响测压结果，在解释 HRM 结果时，首先应充分考虑到这些因素。

1. 吞咽时 UES 会向口腔的方向移动 2~3cm。

2. UES 高压区呈狭长卵圆形，且其压力分布不对称。

3. 在软腭上抬或喉上抬时均可能出现传感器上移。

4. 所采用的电极导管的型号、直径、形状不同。

（二）外在因素

年龄、食团容积、黏稠度、头部体位、不同吞咽动作均可能对测压结果造成影响，但目前结论并不统一，现总结如表 4-1，供参考。

表 4-1 不同外在影响因素对 HRM 测压结果的影响

	咽部压力	UES 静息压	UES 松弛残余压	UES 松弛时间
年龄 ↑	↑	↑	- / ↑	N
食团容积 ↑	-	N	↑	↑
食团黏稠度 ↑	↑	N	↓	↑
体位				
低头	↑	↓	↓	N
转头	转向侧 ↑	↓	↓	N

注：↑升高；↓降低；－无变化；N 不详

第四节　咽腔测压检查与其他吞咽功能仪器检查的比较

目前吞咽功能的仪器检查还包括吞咽造影（VFSS）、软管喉镜吞咽功能检查（FEES），但这两者均只能发现神经肌肉的病理状态，而不能直接反映吞咽障碍的病因。这三种检查在吞咽功能的评估中各有优缺点，三者对比见表4-2。

一、与 VFSS 的比较

VFSS 可以对吞咽全过程进行可视化记录，并进行运动学分析，但不能量化咽腔和 UES 压力以及开放时间，受评估者的主观性影响较大，研究显示其评估者间信度为弱 – 中度。对 VFSS 观察结果的进一步解释只能根据检查者的个人推断，如 VFSS 发现梨状隐窝残留，推测可能是由于咽部推动力不足引起和（或）UES 开放不足引起，而这两种病因的治疗策略不同。另外有研究也发现，VFSS 表现正常的患者测压结果也可能出现异常。因此，两者可以相互弥补，有助于吞咽障碍的诊断。

二、与 FEES 的比较

FEES 由于可以直视咽部的各器官结构，对于咽部反射、误吸、声带麻痹的敏感度较 VFSS 高，且可进行床边检查，适于重症患者不能进入放射科进行 VFSS 检查或者难以耐受坐位进行咽腔测压的患者。但目前常规检查并不能量化，只能采用量表评分，结果也容易受评估者的主观影响；而且同 VFSS 一样，只能发现神经肌肉的病理状态，而不能直接反映吞咽障碍的病因。

表 4-2　三种吞咽功能仪器检查比较

	HRM	VFSS	FEES
解剖结构的观察	–	+	+ +
有创性	+	–	+
放射性	–	+	–
参数定量化	+ +	+	±
评估者间信度	+	±	±
不适用情况	误吸严重、鼻咽部出血等原因导致不能插管患者	病情不稳定的重症患者	鼻咽部出血等原因导致不能插管患者
床边检查	+	–	+
误吸的监测	–	+ +	+ +
病因的诊断	+	±	–

（卫小梅）

参考文献

［1］ McCulloch TM, Hoffman MR, Ciucci M R. High-resolution manometry of pharyngeal swallow pressure events associated with head turn and chin tuck. Ann Otol Rhinol Laryngol, 2010, 119: 369-376.

［2］ 兰月，窦祖林，于帆，等.高分辨率固态压力测量在吞咽功能评估中的应用.中华物理医学与康复杂志, 2013, 35: 941-944.

［3］ 兰月，窦祖林，于帆.高分辨率固态测压系统用于研究不同黏稠度食团对健康人咽部及食道上括约肌功能的影响.中国康复医学杂志, 2013, 28: 794-798.

［4］ Ryu JS, Park D, Kang JY. Application and interpretation of high-resolution manometry for pharyngeal dysphagia. J Neuro Motil, 2015, 21: 283-287.

［5］ Yoon KJ, Park JH, Park JH, et al. Videofluoroscopic and manometric evaluation of pharyngeal and upper esophageal sphincter function during swallowing. J Neuro Motil, 2014, 20: 352-361.

［6］ Lin T, Xu G, Dou Z, et al. Effect of bolus volume on pharyngeal swallowing assessed by high-resolution manometry. Physiol Behav, 2014, 128: 46-51.

［7］ Giraldo-Cadavid LF, Bastidas AR, Garcia R, et al. Accuracy of endoscopic and videofluoroscopic evaluations of swallowing for oropharyngeal dysphagia. Laryngoscope, 2016.11: doi: 10.1002/lary.26419.

［8］ Butler SG, Stuart A, Russell GB. Effects of Age, Gender, Bolus Condition, Viscosity, and Volume on Pharyngeal and Upper Esophageal Sphincter Pressure and Temporal Measurements During Swallowing. J Speech Lang Hear Res, 2009, 52: 240-254.

［9］ Lamvik K, Macrae P, Doeltgen S, et al. Normative data for pharyngeal pressure generation during saliva , bolus , and effortful saliva swallowing across age and gender. Speech Lang Hear, 2014, 17: 210-215.

［10］ Al-Toubi AK, Doeltgen SH, Daniels SK, et al. Pharyngeal pressure differences between four types of swallowing in healthy participants. Physiol Beha, 2015, 140: 132-138.

［11］ Olle E. Dysphagia diagnosis and treatment. London: Springer Heidelberg New York Dordrecht, 2012.

第五章　超声检查

吞咽造影（VFSS）检查及软管喉镜吞咽检查（FEES）是最常用于评估吞咽功能的重要工具，然而在使用上受到许多限制。超声具有无辐射暴露、无侵入性、可以使用真正食物进行评估的优点，使得超声成为吞咽障碍筛查以及系列追踪吞咽功能变化的良好工具。

第一节　口腔部

一、概念

舌的动作在口腔期的吞咽过程中扮演着重要角色，负责口腔准备期及口腔运送期食团的处理。超声在吞咽功能的评估中，应用最为广泛的是观察舌的动作。利用B模式、M模式、多普勒模式以及3D重组等技术，B超可以观察舌及口腔软组织结构，超声回声变化，舌的动作和血流变化，以及口腔期的食团处理等。

二、方法

舌动作的观察一般使用频率3~7MHz的线性探头或弧形探头。最常使用的方式是将探头置于下颌正中矢状面，垂直于体表皮肤，平行于舌正中长轴（图5-1A）。在B模式下，舌表面与口腔内空气交界处呈现圆弧状高回声亮线，可以清楚地观察到舌的肌肉（颏舌肌）以及口腔底部肌肉（颏舌骨肌）（图5-1B）。软腭在舌与食团接触时也可观察到。此方法可以观察完整吞咽过程中舌的动作，并做动态的记录。

代表性的测量方法是在下颌正中矢状面进行超声观察，超声声束中线为测量点，测量舌在吞咽过程中在此中线上的厚度变化。

三、相关研究

Shawker等首先使用B模式超声观察吞咽5ml清水时舌的动作变化，发现舌神经受损的患者与正常人相比，舌的厚度在吞咽过程中变化不明显。为便于使用超声观察舌头动作，有学者使用小钢珠固定在舌前端的表面位置，以描述舌前-后及上-下方向的动作。亦有学者开发了描述性的记分系统，以记录超声观察下的口腔期吞咽情况，包含舌肌状况、食团控制、吞咽启动以及舌和舌骨的协调动作，并指出超声可检测出吞咽障碍患者的舌运动障碍。

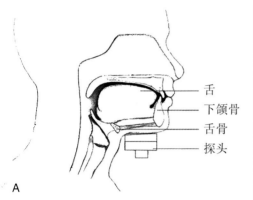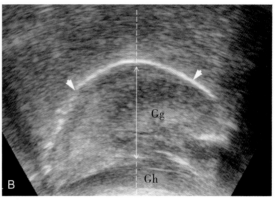

图 5-1　使用超声观察吞咽过程中舌的动作。A. 探头置于下颌正中矢状面，平行于舌的长轴；B. 在 B 模式下，舌表面（箭头）呈现圆弧状高回音亮线。Gg：颏舌肌；Gh：颏舌骨肌；虚线：超声声束中线，在此处测量舌在吞咽过程中的厚度（双箭号）变化

有学者采用 M 模式超声来评估舌在超声声束特定垂直线的上下动作，以进行自动化分析。使用此技术要得到可靠的超声影像必须有良好的头部及探头固定系统。也有学者利用测量吞咽过程中舌肌收缩时的血流变化来评估吞咽功能，使用3D 重组的影像来定量分析吞咽过程中舌及其他软组织的体积变化，或定量分析吞咽过程中颏舌骨肌收缩膨起的程度，然而这些技术目前尚未广泛应用于临床。

第二节　喉　部

一、概念

喉部上抬是呼吸道保护以及引发环咽肌放松的重要因素。过去的研究主要使用超声观察咽侧壁动作、甲状软骨和舌骨接近程度以及舌骨上抬动作。会厌谷及梨状隐窝则较难使用超声进行评估。

二、方法

1. 评估舌骨位移　咽期的评估较常使用 3~10MHz 的弧形探头。最具代表性的方法是将大的弧形探头放置在下颌正中矢状面，探头一端覆盖舌骨（图 5-2A），此方法的优点是可以同时观察舌和舌骨在吞咽过程中的动作。舌骨和下颌骨在超声下呈现高回声，后有声影，中间是口腔底部的肌肉（图 5-2B）。使用下颌骨作为坐标原点，将静止时和吞咽过程中舌骨的坐标点相减可计算舌骨位移（图 5-2C、D）。

此测量方法可以大幅减少手持探头在吞咽过程中移动造成的测量误差。研究亦指出，严重吞咽障碍的诊断阀值，舌的厚度变化 < 1cm、舌骨位移 < 1.5cm 即为严重吞咽障碍，需管饲饮食。Chen 等使用超声测量舌骨位移及移动速度并与吞咽造影测量结果进行比较，证实超声测量具有较好的准确性及重测信度。

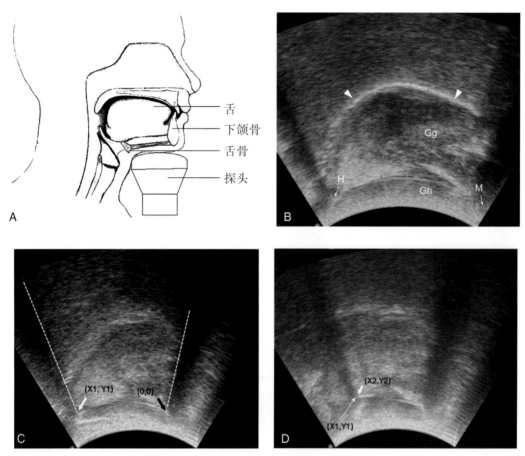

图 5-2　使用超声评估吞咽过程中的舌骨位移。A. 弧形探头放置在下颌正中矢状面，平行于舌头长轴，探头一端覆盖舌骨；B. 在 B 模式下，舌骨（H）和下颌骨（M）呈现高回声，后有声影；C、D. 将下颌骨作为坐标原点（0，0），由静止时（X1，Y1）和吞咽过程中（X2，Y2）舌骨的坐标点相减可计算舌骨位移。箭头：舌表面；Gg：颏舌肌；Gh：颏舌骨肌

2. 评估甲状软骨与舌骨接近程度　探头置于喉部前方正中线长轴（图 5-3A），甲状软骨与舌骨在超声下呈现高回声，后有声影（图 5-3B、C）。吞咽过程中记录超声影像，可计算舌骨及喉部的接近程度。Huang 等发现有吞咽障碍的脑卒中患者与无吞咽障碍的患者及正常人相比，舌骨及喉部的接近程度明显下降。此研究的测量结果与吞咽造影检查的测量结果相似。

使用超声直接测量吞咽过程中喉部上抬相对困难。首先，要测量绝对位移量必

须要找到稳定的参考点，但吞咽过程中喉部周围的结构大多一起活动。因此测量舌骨的位移量，以静止的下颌骨作为参考点可能是较佳的替代方案。此外，突出的甲状软骨经常造成测量的困难，在探头前方加上水袋可以提高测量的影像质量。未来仍需大规模研究验证超声评估吞咽障碍的准确性以及是否与吸入性肺炎相关。

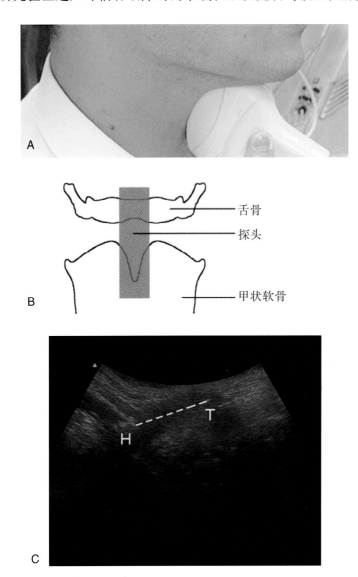

图 5-3　使用超声评估甲状软骨与舌骨接近程度。A. 探头置于喉部前方正中线长轴；B. 探头上端覆盖舌骨，下端覆盖甲状软骨；C. 在 B 模式下，甲状软骨（T）与舌骨（H）呈现高回声，后有声影。虚线：甲状软骨与舌骨间距离

　　3. 相关研究　　Shawker 等在使用超声观察舌的动作时，发现可观察到舌骨上抬，但过去数十年使用超声评估咽期的研究进展十分有限。有学者使用 M 模式及 B 模式来观察吞咽过程中咽侧壁的动作，并指出超声可以应用于评估不同吞咽手法的效

果，或是作为生物反馈的训练工具。有研究使用特殊固定装置固定患者头部及探头，可以观察整个吞咽过程中舌骨的动作，并计算舌骨动作的最大位移、速度和时间。也有学者使用手持方式，将弧形探头放置于舌骨前方，描绘出吞咽过程中舌骨移动的轨迹。过去大多使用舌骨静止时的位置作为坐标原点来计算舌骨位移量。

第三节　超声在吞咽功能评估中的角色

超声用于吞咽功能评估的最大优点是可以使用真正的食物进行评估，因此更能反映符合生理的真正的吞咽功能。使用超声也能够观察到口腔期其他的问题，例如食团控制、吞咽前溢出以及舌运送异常等。超声并非可以取代吞咽造影检查，而是与吞咽造影检查互补。吞咽造影检查能够评估完整的吞咽结构及生理，而超声能够用于吞咽障碍筛查以及追踪吞咽功能动态变化。

（王亭贵）

参考文献

［1］Hsiao MY, Chang YC, Chen WS, et al. Application of ultrasonography in assessing oropharyngeal dysphagia in stroke patients. Ultrasound Med Biol, 2012, 38: 1522-1528.

［2］Hsiao MY, Wahyuni LK, Wang TG. Ultrasonography in Assessing Oropharyngeal Dysphagia. J Med Ultrasound, 2013, 21:181-188.

［3］Shawker TH, Sonies B, Stone M, et al. Real-time ultrasound visualization of tongue movement during swallowing. J Clin Ultrasound, 1983, 11:485-490.

［4］Chen YC HM, Wang YC, Fu CP, et al. Reliability of Ultrasonography in Evaluating Hyoid Bone Movement. J Med Ultrasound, 2017, 1: 2.

［5］Huang YL, Hsieh SF, Chang YC, et al. Ultrasonographic evaluation of hyoid-larynx approximation in dysphagic stroke patients. Ultrasound Med Biol, 2009, 35: 1103-1108.

第六章　影像学检查

第一节　磁共振与吞咽脑功能成像

由于磁共振对人体软组织的空间分辨率较高，且具备无辐射性、无创性，近年来在吞咽功能的评定中也开始逐步应用。随着磁共振成像（magnetic resonance imaging，MRI）技术的提高，时间分辨率也得以提高。结构像可明确吞咽障碍患者病灶的大小及部位，动态磁共振可以动态观察吞咽过程中各器官的运动情况，并能进行一定的量化分析。功能像可用于探讨吞咽障碍患者神经网络的变化，并可探索康复治疗手段疗效的可能机制。

一、吞咽的神经解剖结构

吞咽功能受中枢神经系统的不同结构支配，有效协调口腔期、咽期、食管期结构的顺序性激活，主要包括大脑皮质、脑干、脑神经核及外周脑神经。感觉核及其脑神经包括三叉神经（中脑核、脊束核），面神经，舌咽神经和迷走神经。运动神经及其神经核包括三叉神经运动核，面神经核，迷走和舌咽神经的疑核，迷走神经背核，舌下神经，孤束核以及连接各神经核的网状结构（图6-1～图6-3）。目前比较明确的与吞咽相关的皮质及皮质下结构包括运动前区、初级运动区、初级感觉区、岛叶，通常呈双侧分布（图6-4）。另外，小脑也参与吞咽过程中的调节。

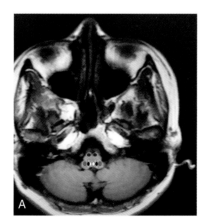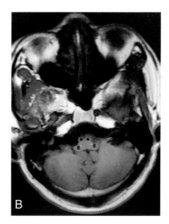

图6-1　横断面MRI图像上吞咽相关的脑干脑神经核的分布。A.延髓水平：椎体束（红色），疑核（绿色），三叉神经脊束核（蓝色），迷走神经背核（黑色），舌下神经核（白色），孤束核（黄色）；B.脑桥下部与延髓交叉处：椎体束（红色）、面神经核（绿色）、三叉神经脊束核（蓝色）

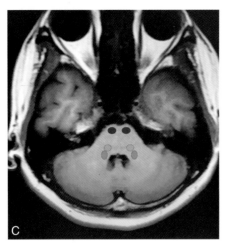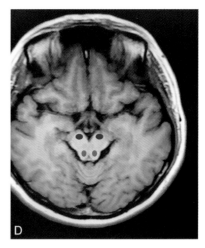

续图 6-1　C.脑桥上部水平：椎体束（红色）、三叉神经运动核（橙色）、三叉神经感觉核（粉红色）；D.中脑水平：椎体束（红色）、三叉神经中脑核（灰色）

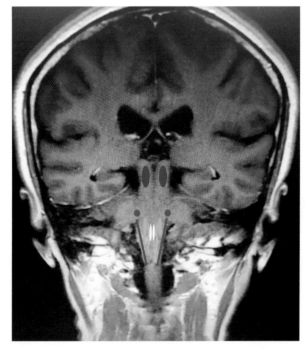

图 6-2　冠状位 MRI 图像上吞咽相关的脑干脑神经核的分布。三叉神经脊束核（蓝色）、疑核（浅绿色）、舌下神经核（白色），孤束核（黄色）、面神经核（深绿色）、三叉神经运动核（橙色）、三叉神经感觉核（粉红色）、三叉神经中脑核（灰色）

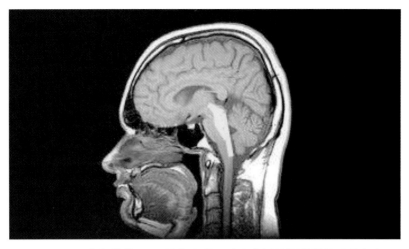

图 6-3　正中矢状位 MRI 图像上显示脑干背侧的网状结构（黄色）

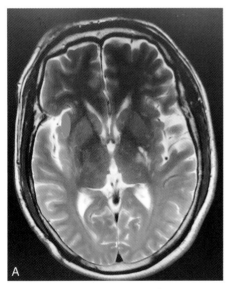

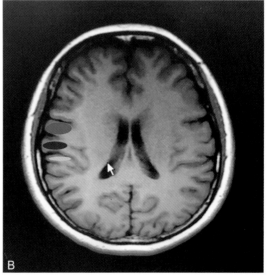

图 6-4　T1 加权 MRI 图像。A.轴位（经外侧裂）：岛叶（绿色）；B.轴位（经放射冠）：运动前区（蓝色）、初级运动区（红色）、初级感觉区（黄色）

二、 结构像 MRI 在不同疾病导致的吞咽障碍中的应用

由于常规 MRI 的逐步普及，其在吞咽障碍的评估中也有很好的应用前景。如上所述，常规 T1 和 T2 MRI 能反映吞咽相关结构及各神经系统解剖结构和形态学的信息（图 6-5）。DWI 序列可以显示超急性期病灶，T2 Flair 序列可以清晰显示小的病灶。MRI 特别是在颅底和颅后窝病变、脑干病变中具有较大优势，而这些部位的病变发生吞咽障碍的概率很高。由于不同病因患者的吞咽障碍表现不同，预后也不尽相同。而磁共振检查通常在其他仪器检查（如吞咽造影）之前就可获得，因

此临床医生可以对患者可能的吞咽功能状态进行一个初步的判断。研究发现，不同部位病变吞咽障碍的发生率从高至低依次为延髓（OR 6.2，95% CI 1.5~25.8）、岛叶（OR 4.8，95% CI 2.0~11.8）、脑桥（OR 3.6，95% CI 1.2~10.1）、大脑萎缩（OR 3.0，95% CI 1.04~8.6）和内囊（OR 2.9，95% CI 1.2~6.6）。但是 MRI 只在脑卒中、脑外伤、多发性硬化、脑肿瘤等疾病中具有较大的诊断价值，对于其他可能引起吞咽障碍的退行性神经病变，如帕金森病、痴呆等，则应用非常有限。

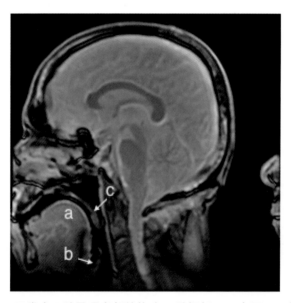

图 6-5　正常人口腔及咽喉部结构（a.舌根部；b.会厌；c.软腭）

三、动态 MRI 在吞咽功能评估中的应用

动态磁共振成像技术（dynamic MRI, dMRI）是通过选定特殊的脉冲序列增加 MRI 瞬时分辨率，在短时间内连续扫描后对图像进行动态重建的一种新型检查手段。近年来，相关文献表明，dMRI 可以提供三维清晰的口腔和咽部表面及深部组织结构图像，通过对口腔、咽腔、喉部肌肉组织运动的分析来实现吞咽机制的评估，完成对口咽期吞咽的动态分析，提供可靠的可视化诊断依据，具备无辐射的优势。尤其是对于吞咽过程中舌的活动，使用相位对比 MRI 或者电影 MRI 可以观察舌的运动，在一定程度上弥补了吞咽造影很难评估口腔期吞咽功能的局限性。但是这些新技术的图像分析均需依靠相应的数学模型的开发，目前处于探索阶段，距临床应用尚需时日。

四、功能性磁共振在吞咽障碍中的应用

功能磁共振成像（functional MRI, fMRI）是一种新的脑功能定位技术，具备

较好的空间和时间分辨率，其成像取决于检测到局部血流动力学变化引起的相应部位的信号强度水平。fMRI 以血氧水平依赖（blood oxygen level dependent, BOLD）效应为基础，通过探测脑激活区与未激活区局部血流中氧合血红蛋白 / 脱氧血红蛋白比例不同所导致的 MR 信号的差别，能够在生理状态下无创、实时、直观地研究人脑的形态结构和功能活动，全面定位大脑皮层和不同核团等功能活动区。尽管 fMRI 不是直接评估吞咽相关外周器官的功能，但是通过设计不同吞咽任务，明确与吞咽密切相关的脑部功能活动区，能有效提供吞咽功能这一复杂的生理过程的在体研究证据，为揭示不同生理状态和病理状态下吞咽功能的神经支配情况提供了证据，同时也为不同吞咽障碍干预手段提供了循证依据。

目前已有研究证实，视觉刺激、味觉刺激可以激活吞咽相关的额叶、岛叶；门德尔松吞咽、用力吞咽等吞咽方式与常规吞咽相比，更能广泛激活双侧吞咽相关皮质；舌肌训练可以增强相应皮质代表区的激活程度。我们也比较了脑干卒中患者球囊扩张治疗前后大脑皮质的变化，发现经治疗后小脑、额叶、扣带回等较治疗前明显激活（图 6-6）。

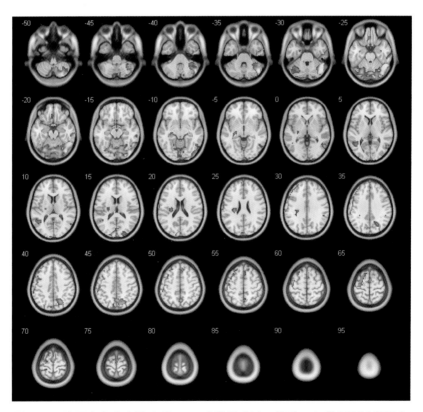

图 6-6　脑干卒中患者治疗后 fMRI（提示小脑、额叶、扣带回明显激活）

（卫小梅）

参考文献

［1］Lang IM. Brain stem control of the phases of swallowing. Dysphagia, 2009, 24: 333–348.

［2］Flowers HL, AlHarbi MA, Mikulis D, et al. MRI–Based Neuroanatomical Predictors of Dysphagia, Dysarthria, and Aphasia in Patients with First Acute Ischemic Stroke. Cerebrovasc Dis Extra, 2017, 7: 21–34.

［3］Breyer T, Echternach M, Arndt S, et al. Dynamic magnetic resonance imaging of swallowing and laryngeal motion using parallel imaging at 3 T. Magn Reson Imaging, 2009, 27:48–54.

［4］Bradley JA, Paulson ES, Ahunbay E, et al. Dynamic MRI analysis of tumor and organ motion during rest and deglutition and margin assessment for radiotherapy of head–and–neck cancer. Int J Radiat Oncol Biol Phys, 2011, 81: 803–812.

［5］Amin MR, Achlatis S, Lazarus CL, et al. Dynamic magnetic resonance imaging of the pharynx during deglutition. Ann Otol Rhinol Laryngol, 2013, 122: 145–150.

［6］杨镜全，高明勇，罗素玲，等．吞咽过程动态 MRI 的可行性探讨．国际放射医学核医学杂志，2012, 36: 52–55.

［7］卫小梅，窦祖林，招少枫，等．脑干卒中后吞咽障碍患者改良导管球囊扩张 治疗中枢调控机制的 fMRI 研究．中华物理医学与康复杂志，2015, 37: 892–898.

［8］Abul–Kasim K. Neuroimaging in Patients with Dysphagia. //O. Ekberg. Dysphagia diagnosis and treatment London: Springer Heidelberg New York Dordrecht London, 2012.

［9］Humbert IA, German RZ. New directions for understanding neural control in swallowing: The potential and promise of motor learning. Dysphagia, 2013, 28: 1–10.

［10］Malandraki GA, Johnson S, Robbins J. Functional MRI of swallowing: from neurophysiology to neuroplasticity. Head Neck, 2011, 33 Suppl 1: S14–20.

［11］Stone M, Davis EP, Douglas A S, et al. Modeling the motion of the internal tongue from tagged cine–MRI images. J Acoust Soc Am, 2001, 109: 2974–2982.

［12］Flowers HL, Skoretz SA, Streiner DL, et al. MRI–based neuroanatomical predictors of dysphagia after acute ischemic stroke: a systematic review and meta–analysis. Cerebrovasc Dis, 2011, 32: 1–10.

［13］Humbert IA, Joel S. Tactile, gustatory, and visual biofeedback stimuli modulate neural substrates of deglutition. Neuroimage, Elsevier Inc, 2012, 59: 1485–1490.

第二节　CT 与 320 排动态容积 CT

普通计算机断层扫描成像（computed tomography, CT）是临床常用的检查方法。CT 具有很好的密度分辨率，可以清晰地观察到双侧会厌、梨状隐窝、口腔、咽腔、喉腔及食管的结构和病变情况，还可以清晰地观察到上述结构周围的情况，对器质性病变具有良好的诊断价值。但在吞咽障碍的检查与评估方面目前应用有限。一方面是因为临床上常用的普通 CT 检查只能显示静态结构，难以进行动态吞咽成像观察；另一方面也在于一些更先进的 CT 成像技术，如 320 排动态容积 CT（320-row area detector CT, 320-ADCT）等在吞咽障碍的评估领域的应用尚不广泛。本节将分别介绍 CT 和 320-ADCT 在吞咽障碍中的应用。

一、CT

（一）概念

CT 是以 X 射线从多个方向沿着某一选定断层层面进行照射，测定透过的 X 射线量，并进行数字化后通过计算机算出该层面组织各个单位容积的吸收系数，然后重建图像的一种技术。它使我们能够在任何深度或任何角度重建人体的各种层面结构。目前，广泛应用在科研和临床领域的多为多层螺旋 CT，它具有扫描范围大、图像质量好、成像速度快、无痛苦、无危险等优点。

（二）作用

CT 检查对吞咽障碍患者的意义主要在于明确病因。如头颅 CT 可明确患者是否存在脑卒中或其他中枢神经病变，并可明确卒中的部位、类型、病灶大小及数目。颈部、胸部 CT 可以清晰地观察到鼻咽、口腔、口咽、双侧会厌、梨状隐窝、喉咽、食管、肺部及其周围解剖结构的状况，对发现这些结构中的器质性病变如外伤、肿瘤、感染、先天畸形、气道狭窄等具有良好的诊断价值。

要达到这一目的，常规的普通 CT 检查、阅片即可完成，在此不再赘述。普通 CT 检查的不足之处在于只能显示静态结构，而吞咽是一个快速的动态过程，因此，单纯的普通 CT 检查不能对吞咽过程进行观察成像。所以，在评估吞咽功能状况时较少应用。

二、320-ADCT

（一）概念

320-ADCT 是一种较新的 CT 成像技术，目前东芝 Aquilion ONE CT 扫描仪可实现此技术。该扫描仪最大的特点是采用了大面积探测器，长达 16cm 的探测器可以覆盖成人 80% 以上和儿童全部的实质和空腔器官，从而达到一次曝光覆盖整个躯体脏器，从而得到各向同性的零时相差的多平面重建和三维重建图像。这种覆盖扫描的方式大大缩减了单器官的成像时间，使 320-ADCT 的时间分辨率降至 175ms。独特的容积检查方式和优秀的时间分辨率是 320-ADCT 是能够应用于吞咽运动成像的基础。

（二）方法

1. 检查前准备

（1）患者准备：检查前予患者吸痰，拔除鼻饲管等处理。对受试者进行半坐卧位（45°）下的吞咽训练以及心理辅导。

（2）显影剂准备：调配5%的含钡稀流质，或直接应用30g/100ml或35g/100ml碘海醇注射液。

（3）设备准备：设定扫描参数为管电压120kV，管电流60mA，螺距1.375mm，扫描层厚0.75mm，重建层厚0.5mm，层间距0.5mm。

2. 检查方法

（1）将倾斜靠垫放置于CT床上，嘱受试者仰卧于倾斜靠垫上，保持头、颈、胸呈直线位，并与CT扫描床成45°角，受试者头部固定（图6-7）。

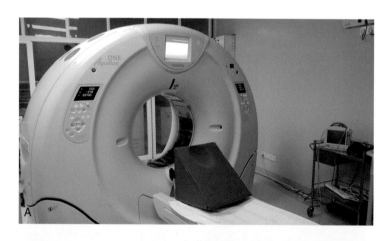

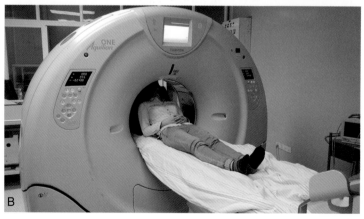

图6-7 320-ADCT检查（A.倾斜靠枕；B.受试者体位）

（2）CT技术员定位扫描范围，调整龙门架角度，使扫描定位线平行于气管平面并调整扫描范围：从鼻咽顶壁至食管上括约肌（约C7下缘水平），包括咽腔、

上气道以及咽 – 食管段。

（3）操作者用注射器抽取 5ml 显影剂注入受试者口中，立刻嘱受试者吞咽，吞咽时进行 CT 容积动态扫描。

（三）图像重建

可通过 Aquilion ONE CT 扫描仪工作站中的 BasicVitrea 2 软件生成并重建所需的断层图像或三维图像，也可导出 CT 后数据使用另外的软件（如 MIMICS 等）进行重建。根据检查或研究的需要，也可仅重建气管、食团等。

三、作用

320-ADCT 能够对吞咽活动中的各个动作组分进行多角度分析。技术应用熟练的团队，不仅可利用该技术来分析吞咽过程中各运动组分的时序性关系，还能针对咽部残留和食管上括约肌不开放进行演示分析。根据治疗前后患者的 320-ADCT 参数变化，可进一步模拟出口腔、咽和食管吞咽的立体影像，从而起到对吞咽障碍病因进行精准诊断及对治疗效果做出直观评估的作用（图 6-8）。

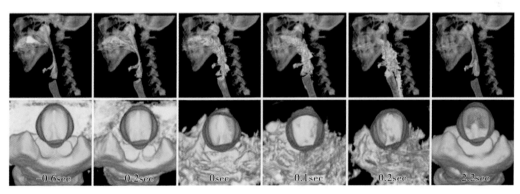

图 6-8　320-ADCT 三维重建图像（仅重建了骨骼、呼吸道和吞咽食团部分，绿色为上呼吸道，黄色为食团，可见随时间推移，食团从口腔进入咽腔，随后落入食管的全过程）

目前，320-ADCT 在观察和评估吞咽功能方面的应用研究尚不广泛。日本的才藤荣一团队利用 320-ADCT 对健康人吞咽过程进行了完整重建，并测量了吞咽功能的相关参数。测量得到的时间学参数包括口腔期开始时间、咽期开始时间、声门关闭时间、舌骨上抬时间等；并观察到在吞咽稀流质时，食团到达喉咽的速度快于浓流质食团，而受试者的声门会更早关闭，关闭的时间也更长。同样，对吞咽过程进行分析后还可以得到一些运动学参数，如舌骨位移、环咽肌开放幅度、梨状隐窝容积等。窦祖林团队则通过对吞咽过程中的上气道和食团进行重建后，配合计算机流体动力学的应用，计算出吞咽过程中上气道压力的分布及吞咽过程中实时变化，并以此创新了一种吞咽时声门下气压的测量方法（图 6-9）。

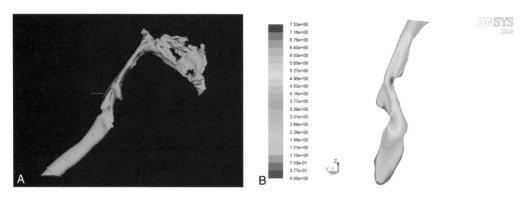

图 6-9　320-ADCT 三维重建图像及计算机流体动力学计算图（A.从口腔至主气管的三维重建图像；B.计算机流体动力学计算得到的上气道压力分布图）

四、特色

320-ADCT 在时间分辨率及空间分辨率上均表现优秀，因此，320-ADCT 在吞咽的研究方面有巨大的潜力。320-ADCT 不仅可如普通 CT 一般用于寻找造成吞咽障碍的原因，也可完整、三维、动态地重现吞咽过程，从而评估吞咽功能。在一些传统吞咽检查手段如吞咽造影、超声中较难清晰观测到的部位（如口底），320-ADCT 也可以通过三维重建来进行观察，从而获得更丰富的吞咽功能信息。

（唐志明，王玉珏）

参考文献

［1］Fujii N, Inamoto Y, Saitoh E, et al. Evaluation of swallowing using 320-detector-row multislice CT. Part I: single-and multiphase volume scanning for three-dimensional morphological and kinematic analysis. Dysphagia, 2011, 26:99-107.

［2］Inamoto Y, Saitoh E, Okada S, et al. The effect of bolus viscosity on laryngeal closure in swallowing: kinematic analysis using 320-row area detector CT. Dysphagia, 2013, 28:33-42.

［3］Inamoto Y, Saitoh E, Okada S, et al. Anatomy of the larynx and pharynx: effects of age, gender and height revealed by multidetector computed tomography. J Oral Rehabil, 2015, 42: 670-677.

［4］Nakayama E, Kagaya H, Saitoh E, et al. Changes in pyriform sinus morphology in the head rotated position as assessed by 320-row area detector CT. Dysphagia, 2013, 28:199-204.

［5］钱大为，闫肃，于洋，等.AQUILION ONE 640 层动态容积 CT 在评价冠状动脉心肌桥致血流动力学改变中的意义.中国实用医药，2013, 8: 90-91.

［6］婉婷，孔祥波，王伟财，等.640 层动态容积 CT 对颞下颌关节紊乱病诊断的意义 [J].中华口腔医学研究杂志(电子版)，2014, 8: 296-300.

第三节 近红外线光谱成像技术

吞咽是一个由中枢神经系统多模式调控的动态过程，大脑皮质不但对于自主吞咽的启动有重要调控作用，而且涉及口腔、咽部及食管的全过程。目前对于大脑吞咽神经网络的解析和探索是国内外研究的热点，部分研究成果已转化为临床应用。功能近红外线光谱成像技术（functional near-infrared spectroscopy，fNIRS）是利用近红外光在人脑组织的传导和吸收，进行无创、实时监测大脑局部氧饱和度和血流动力学变化的新技术，是检测临床脑代谢水平的有力手段。与正电子发射计算机断层显像法（positron emission tomography，PET）和单光子发射计算机断层显像法（single photon emission computed tomography，SPECT）相比，由于fNIRS不使用放射性物质，其安全性更佳；与功能磁共振成像（functional magnetic resonance imaging，fMRI）和脑磁图（magnetoencephalography，MEG）相比，由于fNIRS不需要磁场，比fMRI的检测环境更为安静。同时fNIRS具有时间灵敏度高、成本低、便于携带安置、执行任务难度低以及操作简单等多项优势，并可进行吞咽动作的实时检测，已在吞咽相关神经科学的研究领域中应用。

一、基本原理

人体组织对不同波段的光具有不同的吸收率。研究发现，人体组织中氧合血红蛋白（HbO）和脱氧血红蛋白（Hb）对波段在800~2500nm的红外光的吸收率显著不同并且有交叉，这样就可以通过数学方法间接求出各自的浓度。

fNIRS就是应用近红外光波段，通过对一处或多处的组织进行光学照射，然后在照射的对面或同面的一处或多处组织收集反射回来的光，通过研究光在人体组织中的传播特性，基于最新断层成像算法，就可以重建图像，从而间接检测出人体组织内氧合血红蛋白、脱氧血红蛋白和总血红蛋白的浓度变化。

fNIRS系统主要由测量通道和主机信号处理系统组成。测量通道由放置在组织表面的一个光源发射器（source）和一个接收器（detector）共同组成一个通道（channel；图6-10）。

因为光学信号穿过生物组织后会严重衰减，穿过几个厘米强度就会减少几个数量级。一个理想的通道应该是在实现最大探测深度的同时，要有足够高的信噪比。实验研究得出，测量大脑皮层近红外信号能检测的区域就是source-detector（S-D）中间点的范围，探测的深度不超过S-D间距离的一半。推荐的S-D距离为25~30mm，能达到的探测深度为10~20mm。

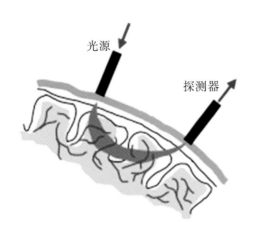

图 6-10 fNIRS 检测的基本原理

为了完成脑活动的空间成像，需要在感兴趣的脑区放置多个光源和探测器对。fNIRS 近红外系统采用独特的策略：每个光源和每个探测器之间都形成一个通道，因此由 X 个光源和 Y 个探测器组成的系统产生的总的测量通道是 X×Y 个，不考虑光源和探测器之间的排列方式和距离，不过只有 S-D 距离在一定范围内的通道才能产生可用的信号幅度和信噪比。

二、fNIRS 数据采集流程

根据研究目的不同和 fNIRS 设备的差异，数据采集方法存在着一些不同。一般的流程包括以下几点。

1. 确定感兴趣的脑区，一般采用国际脑电 10-20 系统进行定位。通常设备厂家会配备专用的定位帽用于连接固定光源和探测器，根据不同区域设定光源和探测器的相对位置（图 6-11）。

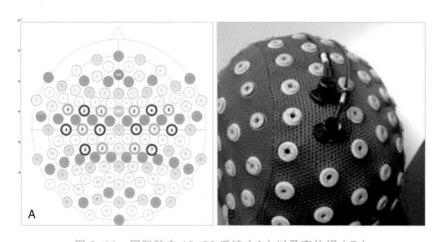

图 6-11 国际脑电 10-20 系统（A）以及定位帽（B）

2. 在正式数据采集前，首先需要保证近红外设备硬件连接正确（光源、探测器、USB 数据线、电脑），然后设备开机。

3. 打开电脑 fNIRS 采集软件，设置硬件配置，指定正确的硬件参数（所用设备有几个探测器，多少个光源），不同厂家设备会有不同，如指定本次检测中用到的光源数、探测器数以及光源的点亮顺序。

4. 给受试者佩戴测量帽，处理头发（将头发拨开，让光源和探测器与头皮充分接触），并在采集软件中执行"CALIBRATE"，通过"GAIN"和"LEVEL"以及"PREVIEW"来判断信号（图 6-12）。

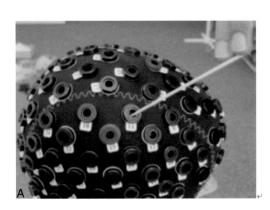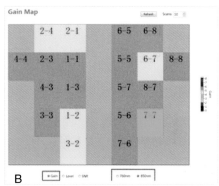

图 6-12　处理头发（A）和执行信号良好检测（B，绿色为佳）

5. 确认信号正常后，可执行测量。若存在刺激任务，在开始数据记录后，启动预先做好的刺激编译软件（如 E-Prime，Matlab）。若没有刺激任务，可以一直记录数据，直到结束。

三、fNIRS 在吞咽障碍研究中的应用

fNIRS 可通过监测脑皮质氧合血红蛋白、脱氧血红蛋白、总血红蛋白的浓度在脑皮质不同区域的变化，分析口、舌、咽功能活动中所涉及的肌肉活动在大脑中的反应。fNIRS 具有便携性、无创性以及优越的性价比，因此其在吞咽研究领域的应用前景非常广阔。根据以往的报道以及其工作原理，fNIRS 在吞咽领域的应用包括但不仅限于以下方面。

1. 检测自然吞咽过程中感兴趣皮质区的激活情况　fNIRS 研究发现中央前回、中央后回、额下回、颞上回、颞中回、缘上回等脑区皮质有激活，与 fMRI 的研究结果相互印证，证实了其在吞咽脑功能成像方面的可行性。

2. 作为吞咽康复治疗干预后检测脑功能变化的工具　这一类的研究报道较多，如 Sato 等检测健康人进行味觉刺激后的唾液分泌量，并使用 fNIRS 检测味觉刺激

后脑皮质血红蛋白信号的变化，发现味觉刺激后脑皮质血流动力学变化与唾液量之间具有相关性。Mulheren 探究味觉刺激对吞咽频率以及与吞咽相关的脑区激活的影响，使用 fNIRS 检测脑皮质 HbO 含量的变化，发现酸味刺激后，吞咽频率明显增加，双侧大脑半球运动区皮质激活。

3. 研究不同吞咽任务时特定脑区的功能活动变化　吞咽有很多的方式，不同的吞咽方式可能由不同皮层功能活动引起。Kober 等使用 fNIRS 比较健康人在吞咽动作执行（motor execution，ME）以及吞咽动作想象（motor imagery，MI）时大脑的血流动力学变化，发现额下回区域血流动力学变化最明显。在进行吞咽 ME 时，脑 HbO 含量明显增多，在任务开始 15s 后达到峰值；在进行吞咽 MI 时，脑 HbO 含量降低。

4. 吞咽功能障碍患者吞咽中枢受损情况以及可塑性变化　通过评定吞咽过程中分析相关脑区的激活情况可以判断皮层的功能变化，评估预后，基于此也可制订相应的非侵入性脑刺激策略。

5. 不同脑区的脑功能网络研究　目前脑功能网络研究是脑科学研究的热点。对于吞咽功能的神经网络目前尚有很多机制未阐明，如认知功能网络与吞咽网络的关系，口腔感觉与吞咽运动神经网络的关系等有待于进一步研究。

6. 吞咽训练的脑机接口　目前在手功能方面已有研究团队在做脑机接口训练。未来吞咽方面进行脑机接口的研究和训练也具有可能性。

fNIRS 是近 20 年来兴起的脑功能检查手段，目前还主要应用于吞咽的科学研究中，临床应用尚未普及。随着 fNIRS 技术的不断成熟和更多的研究结果发表，相信其临床应用将会更加广阔。

（唐志明，韩晓晓）

参考文献

［1］Kober SE, Bauernfeind G, Woller C, et al. Hemodynamic signal changes accompanying execution and imagery of swallowing in patients with dysphagia: a multiple single-case near-Infrared spectroscopy study. Front Neurol, 2015, 6: 151.

［2］张淑坤，才鼎，吴世政．近红外线测定在缺血性卒中中的应用．中国卒中杂志，2009, 4: 933-936.

［3］Jöbsis FF. Noninvasive, infrared monitoring of cerebral and myocardial oxygen sufficiency and circulatory parameters. Science, 1977, 198: 1264-1267.

［4］Edwards AD, Wyatt JS, Richardson C, et al. Measurement of cerebral blood flow in ill newborn infants by near infrared spectroscopy. Lancet, 1988, 2: 770-771.

[5] Ludlow CL. Using neuroimaging and neuromodulation to study changes in brain functioning with therapy. Semin Speech Lang, 2012, 33: 175–187.

[6] Sato H, Obata AN, Moda I, et al. Application of near–infrared spectroscopy to measurement of hemodynamic signals accompanying stimulated saliva secretion. J Biomed Opt, 2011, 16: 047002.

[7] Jadcherla SR, Pakiraih JF, Hasenstab KA, et al. Esophageal reflexes modulate frontoparietal response in neonates: Novel application of concurrent NIRS and provocative esophageal manometry. Am J Physiol Gastrointest Liver Physiol, 2014, 307: G41–49.

[8] Inamoto K, Sakuma S, Ariji Y, et al. Measurement of cerebral blood volume dynamics during volitional swallowing using functional near–infrared spectroscopy: an exploratory study. Neurosci Lett, 2015, 588: 67–71.

[9] Kober SE, Wood G. Changes in hemodynamic signals accompanying motor imagery and motor execution of swallowing: a near–infrared spectroscopy study. Neuroimage, 2014, 93 Pt 1: 1–10.

[10] Mulheren RW, Kamarunas E, Ludlow CL. Sour taste increases swallowing and prolongs hemodynamic responses in the cortical swallowing network. J Neurophysiol, 2016, 116: 2033–2042.

第六章

影像学检查

第七章 其他评估方法

第一节 胃 – 食管反流评估

一、概述

胃 – 食管反流常见于吞咽障碍的患者中，通过食管 pH 监测，可检测出有无病理性胃 – 食管反流，并计算出食管内 pH < 4 的次数和时间，以及反流与体位和进食的关系，是一种高特异性的定量检查。24h 持续性食管 pH 监测目前已被公认为是诊断胃 – 食管反流性疾病（gastroesophageal reflux disease，GERD）的"金标准"。

1. 适应证 常用于内镜检查无食管炎，但有典型胃 – 食管反流症状者；非典型症状患者（耳鼻喉科疾病，非心源性胸痛，肺部疾病）；抗反流手术前、后的评价，评价抗反流药物的疗效，评价药物治疗无效的 GERD 患者。

2. 应用价值 24h 食管 pH 监测有助于明确酸反流与临床症状间的关系，亦可区分生理性反流与病理性反流。

此检查为侵入性检查，需带管 24h，部分患者因不能耐受而无法完成监测。

二、监测前准备

1. 监测前至少 6h 禁食任何固体或液体食物，以免呕吐或误吸，同时避免胃内食物的中和作用。

2. 监测前 24h 停服抗酸药物，质子泵阻滞剂（如奥美拉唑）应停服 7d 以上。其他影响胃功能或胃酸分泌的药物应停用 48h 以上。

三、方法

1. 检测前应先行食管测压，确定食管下括约肌（lower esophageal sphincters，LES）的位置，或用 LES 内在确认法确定 LES 位置。

2. 先将导管插至胃内，记录仪若显示酸性 pH，表示 pH 探头已进入胃内。缓慢向外牵拉 pH 导管，使 pH 电极置于 LES 上端上方 5cm 处。

3. 在 24h 食管 pH 监测过程中，要求患者记录记事日记，如就餐、睡眠及进行任何活动的时间。监测过程应避免进食醋、水果、饮料等影响食管 pH 的食物。此外，患者必须记录下任何不适如胸痛、胃灼热、嗳气、呃逆、呕吐、咳嗽及症状的起始时间。这些信息可用于了解症状或活动发生时的 pH 及计算症状指数。

四、判断标准

一般认为正常食管内 pH 为 5.5~7.0，当 pH<4 时被认为是酸反流指标，常用以下 6 个参数作为判断标准：

1. 24h pH<4 的总百分时间。

2. 直立位 pH<4 的百分时间。

3. 仰卧位 pH<4 的百分时间。

4. 24h pH<4 的次数。

5. pH<4 超过 5min 的次数。

6. 最长反流时间。

以上 6 个诊断病理性胃酸反流的参数中，以 pH<4 的总百分时间阳性率最高。图 7-1 显示了监测记录，监测分析结果见表 7-1。

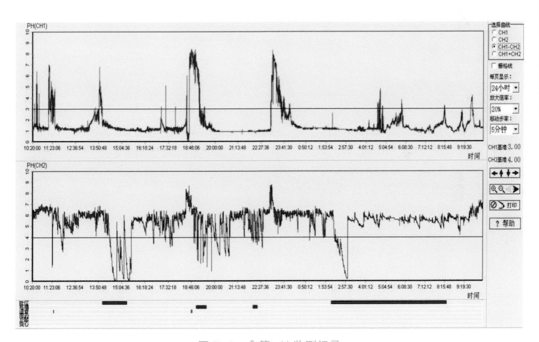

图 7-1 食管 pH 监测记录

五、未来发展

尽管 24h 食管 pH 监测已在临床上广泛应用，但患者需要 24h 带着经鼻导管，并需要记录记事日记，许多患者不能耐受探头或完整记录 24h 日常生活事件。无线探头是一项新的技术进步，它可附着在食管远端黏膜上，无需经鼻导管。这使患者感觉较舒适，可以耐受更长时间的监测，但是费用更贵，且在咽不能放置探头。此外，部分 GERD 患者无反酸症状，24h 食管 pH 监测无酸反流证据，临床上抑酸治疗也无效。研究者认为这部分患者可能与弱酸、非酸反流甚至气体反流有关。因此，近年来食管阻抗 –pH 联合监测在 GERD 的诊断中发挥着越来越重要的作用。与单独 pH 监测技术相比，食管阻抗 –pH 联合监测可通过反流物的阻抗来确定其物理性质、运动方向及高度，同时联合 pH 监测以区分反流物的酸碱性，此法目前被认为是诊断 GERD 的最佳方法。

表 7-1　食管 pH 监测分析结果

检测项目	检测值（CH2）	正常值
pH ≤ 4 所占总监测时间的百分比	11.84%	< 4.2%
卧位 pH ≤ 4 所占百分比	164.85%	< 1.2%
立位 pH ≤ 4 所占百分比	7.23%	< 6.3%
pH ≤ 4 的总次数	50	< 50
pH ≤ 4 持续 5min 以上的次数	9	< 3.45
最长反流时间（min）	38.3	< 9.2
DeMeester 评分	193.27	< 14.72
伴有 pH ≤ 4 的症状指数	100.00	> 50% 有意义

（陶　金）

第二节　咽喉反流评估

一、概述

咽喉反流（laryngopharyngeal reflux，LPR）是胃内容物反流至 UES 以上的咽喉部位造成的组织损伤。反流物中包含有胃酸、胃蛋白酶、胆汁、胰酶和食糜等多种可对胃外组织造成炎性损害的物质。根据反流物的性质，可分为酸反流、弱酸反流和弱碱反流。咽喉反流事件对于咽喉部的黏膜损伤，主要是酸反流及弱酸反流起主导作用。咽喉反流曾一度被认为是 GERD 食管外的临床表现，但随着对该病认识的不断加深，学者们发现两者在病因、病理生理及症状体征等方面都存在显著差异。2002 年美国耳鼻咽喉头颈外科学会正式引入了咽喉反流病（laryngopharyngeal reflux disease，LPRD）的概念，从而使咽喉反流与吞咽障碍的相关性越来越受到临床医生的重视。与 GERD 不同，LPRD 多发生在白天，多在直立位发生。

二、临床表现

LPRD 的临床症状多样，其主要症状包括慢性咳嗽、声音嘶哑、咽异物感、咽痒、频繁清嗓、咽黏液增多、哮喘和吞咽障碍等。Belafsky 等于 2001 年研究设计了用于 LPRD 筛查和初步诊断的反流症状指数评分量表（reflux symptom index，RSI）（表 7-2）和反流体征评分量表（reflux finding score，RFS）（表 7-3）。

Belafsky 的 RSI 用来评估反流患者的症状（至少持续 1min），共有 9 项，分别为：声嘶或发声障碍，持续清嗓，痰过多或鼻涕倒流，吞咽困难，饭后或仰卧位咳嗽，呼吸困难或窒息发作，慢性咳嗽，咽喉异物感，反酸、胃灼热、胃痛。每一项目依据症状的严重性分为 0~5 分不等，总分 45 分。大于 13 分定为阳性，疑诊 LPR。

表 7-2　反流症状指数评分量表（RSI）

在过去几个月里有哪些症状困扰你？ （共 9 项）	0= 无症状 5= 非常严重					
声嘶或发音障碍	0	1	2	3	4	5
咽喉异物感	0	1	2	3	4	5
持续清嗓	0	1	2	3	4	5
痰过多或鼻涕倒流	0	1	2	3	4	5
呼吸不畅	0	1	2	3	4	5
餐后或卧位咳嗽	0	1	2	3	4	5
烦人的咳嗽	0	1	2	3	4	5
吞咽食物、水或药片有阻塞感	0	1	2	3	4	5
胃灼热、胸痛、胃痛	0	1	2	3	4	5
总分						

绝大多数 LPRD 患者行间接喉镜检查时会发现以下体征：主要为喉腔后部的炎症反应，包括双杓区、杓间区黏膜的炎性体征，喉后部的红斑、水肿，甚至肉芽肿和接触性溃疡，假声带沟，声带水肿，喉室消失等。

对可疑 LPRD 的患者建议在详细询问病史和喉镜检查的基础上，参照国际上普遍采用的 RSI 和 RFS，可做出初步诊断，若 RSI>13 分或 RFS>7 分，可诊断为疑似 LPRD。不应不经量表诊断仅凭经验就对所有咽喉部疾病患者应用抑酸治疗，应防止过度诊断和过度治疗。

表 7-3 反流体征评分量表（RFS）

项目	评分标准	项目	评分标准
假声带沟	0= 无	弥漫性喉水肿	0= 无
	2= 存在		1= 轻度
喉室消失	0= 无		2= 中度
	2= 部分		3= 重度
	4= 完全		4= 堵塞
红斑和（或）出血	0= 无	后连合增生	0= 无
	2= 局限于杓状软骨		1= 轻度
	4= 弥漫		2= 中度
声带水肿	0= 无		3= 重度
	1= 轻度		4= 堵塞
	2= 中度	肉芽肿	0= 无
	3= 重度		2= 存在
	4= 息肉样变	喉黏膜增厚	0= 无
			2= 存在

三、 检测方法

1. 纤维喉镜和电子喉镜　　纤维喉镜是用光导纤维制成的软性内镜，具有可弯曲、可在表面麻醉下操作、可同时取活检或进行其他治疗等优点。纤维喉镜检查时，在鼻黏膜、口咽及咽喉黏膜表面麻醉后，从鼻腔导入，可对鼻、咽、喉部进行检查，还可同时进行活检，进行息肉摘除、异物取出等小手术，临床应用相当广泛。

电子喉镜外形与纤维喉镜类似，但图像质量较纤维喉镜有明显的提高，屏幕显示直观，无需对焦，自动调光也反应更快。电子喉镜是用其前端的 CCD 成像，具有以下优点：①镜体轻巧、纤细、灵便，具有灵活的追随性，更好的插入性，进入喉腔更能接近病变部位，对呼吸道微细的变化都能清晰显示，实现更快速的诊疗。②通过电子喉镜镜柄上的锁定按钮可锁定瞬间图像，就像照相一样，将有诊断意义的图像随时保存下来。③可与电脑相连，可储存图像，随时调阅，还可打印成图片，对于疑难病例或特殊病例可进行远程会诊。

电子喉镜检查用于诊断 LPRD 是非特异性的。声带肉芽肿、喉部接触性溃疡和声门下水肿等在 90% 的咽喉反流患者的电子喉镜检查中都能发现，这些体征也存在于正常人中，并且与内镜的显示颜色和清晰度有关。

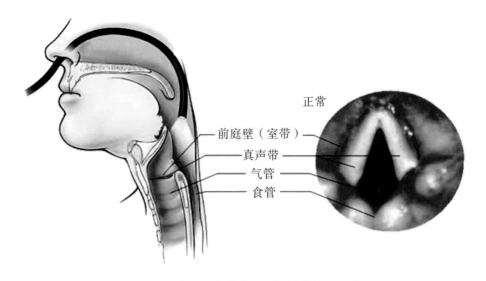

图 7-2　电子喉镜检查示意图及喉镜下图片

2. 食管咽喉阻抗-pH 监测　也称为 24h 双探头 pH（或阻抗-pH）监测，双探头的咽喉 pH 电极位于 UES 上方约 1cm，食管 pH 电极位于 LES 上方约 5cm 处。可用于治疗前诊断、治疗后疗效评估或诊断性治疗效果不佳患者的确诊（图 7-3，图 7-4）。

食管咽喉阻抗-pH 监测的术前准备：术前至少 6h 禁食任何固体或液体食物，以免呕吐或误吸。质子泵抑制剂（proton pump inhibitor，PPI）应停用 7d 以上。其他影响胃功能或胃酸分泌的药物应停用 48h 以上。

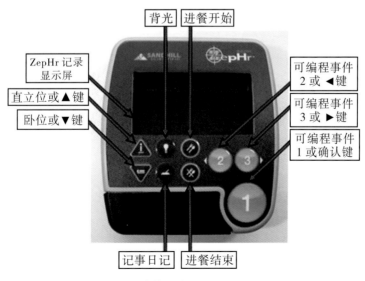

图 7-3　食管咽喉阻抗-pH 记录仪

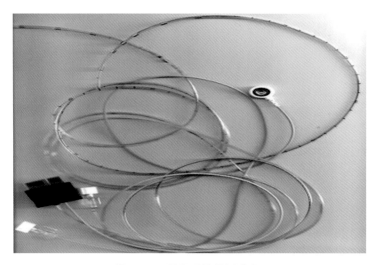

图 7-4 咽喉反流监测电极

咽喉反流事件的诊断标准：pH 下降至< 4.0，持续 5s 以上；咽喉部 pH 的下降与食管内远端传感器 pH 下降同时发生，或在其发生后立即出现，咽喉侧 pH 最低值应大于远端食管处的最低值；pH 下降不是在进食或吞咽时发生；咽喉侧感受器的 pH 下降是快速的，而不是逐渐的，否则即为伪差（图 7-5）。

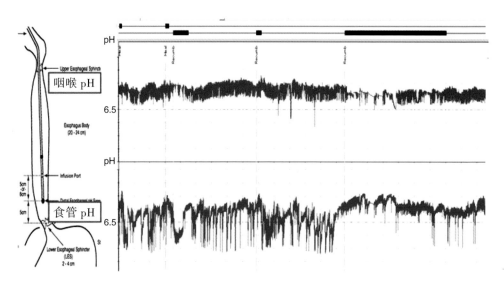

图 7-5 24h 食管、咽喉双探头 pH 监测曲线图（纵坐标是咽部和食管的 pH，横坐标是时间及相关事件记录，咽喉 pH 电极位于 UES 上方 1cm，食管 pH 电极位于 LES 上方 5cm）

病理性咽喉反流的诊断标准：通常认为 24h pH 监测反流次数 ≥ 3 次，或近端食管 pH < 4 的总时间 ≥ 1%，都有临床意义。24h 咽喉部 pH 监测总反流次数 >6.9 次或反流面积指数 >6.3，可诊断为病理性咽喉反流。

咽部 pH 监测（DX-pH）：咽部 pH 监测是一种气道 pH 检测系统，咽部检测探头直径仅为 0.5mm，非常柔软，系统灵敏度极高，可检出小于 0.001ppb 的动态 pH，可准确测出鼻、咽喉、气管中反流的微量酸或碱性气体，既可监测液体反流，也可监测气体反流，并能准确反映气道 pH 4~6 的实时变化情况。

DX-pH 系统理念简单：①在患者咽部附近检测反流；②避免长导管通过 UES，从而减少探头相关的不适；③每 2s（2Hz）的反流监测可以提高灵敏度，而传统探针是每 4~6s 监测一次；④采用水化监测避免干燥影响导致假阳性结果；⑤测量气化的酸反流事件，初始依从性低的患者使用此设备后可以提高依从性。

咽部 pH 探头放置在悬雍垂后面，可在 1~5mm 范围内微调，直至患者无任何不适即可。数据进入 Dx-pH 主机进行统计计算，得出 Ryan 指数（图 7-6）。在排除感染、过敏、肿瘤、内分泌等疾病的前提下，满足以下两点，即可确诊 LPRD：①咽喉 pH Ryan 指数只要低于 6.5 的 3 个事件，或者有 1 个事件发生超过 3s；②有 1 个 RSI 中的症状，有 1 个 RFS 中的体征。

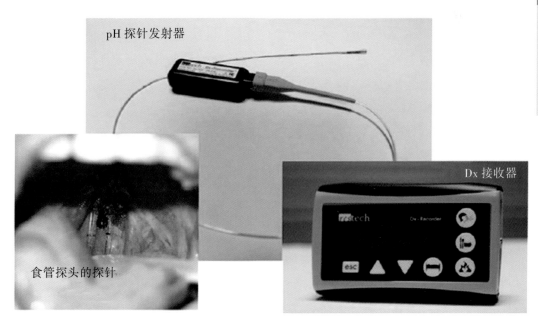

图 7-6 咽部 pH 监测（DX-pH）（咽下部 DX 探头检测出 pH 数据→ DX 无线发射器将数据传输至数据分析盒→数据进入 DX-pH 主机进行统计计算，得出 Ryan 指数→根据 Ryan 指数确诊 LPRD）

3. 咽喉部胃蛋白酶检测　正常生理状态下，胃内气体会将胃蛋白酶原经食管带到气道表面，这些胃蛋白酶原会被黏膜上皮细胞吞噬并进入高尔基体内；或随着气道分泌物而排泄出体内，处于正常平衡状态。当咽喉反流造成气道黏膜表面 pH

下降到 6.5 以下时，吸附在气道黏膜上皮细胞表面的胃蛋白酶原被激活变成胃蛋白酶（pepsin），细胞高尔基体内的胃蛋白酶原被激活也会变成胃蛋白酶。胃蛋白酶分解上皮细胞膜上的蛋白质，造成细胞膜的损害，黏膜细胞表面胃蛋白酶原又大量的进入细胞内，恶性循环形成气道黏膜的非特异性炎症。此时患者的症状表现为 LPRD。

胃蛋白酶是由胃壁主细胞分泌的胃蛋白酶原在酸性条件下转化而成的蛋白水解酶，正常情况下只在胃中存在。当胃蛋白酶原随反流事件进入咽喉部并在咽喉部 pH 下降到激活成胃蛋白酶后，可以损伤分解喉黏膜细胞间的连接结构，引起上皮通透性增加，使喉黏膜屏障功能受损。学者们一直在探索更为经济、简便的无创性检查方法，近期研究逐步认同胃蛋白酶可作为咽喉反流的诊断指标，但尚未进入临床应用。唾液胃蛋白酶目前可以应用胃蛋白酶单克隆抗体酶联免疫吸附试验（enzyme linked immunosorbent assay，ELISA）进行检测，相关流程及标准正在逐步的验证和完善当中。

四、最新进展

咽喉反流（laryngopharyngeal reflux，LPR）的最新定义是胃内酸性 H 离子和胃蛋白酶原，大部分随气体、小部分随液体经食管到达咽、喉、鼻、中耳、气管、支气管所引起的临床综合征的总称。2015 年后美国学术界结合 LPR 的发病机制研究，制定了以下两种 LPR 的确诊方法。

1. 咽部 pH 值相关的气道 Ryan 指数　目前美国学术界认为 LRP 的确诊的金标准是咽部 Ryan 指数，该指数能准确反映咽部 pH 4~6 时的 Ryan 指数实时变化情况。Ryan 指数评分标准是：①站立时指数 > 9.41 为 LPR，卧位时 > 6.79 为 LPR。②Ryan 指数值越大，LPR 越严重。③Ryan 指数值和 PPI 疗效值相对应。④Ryan 指数值和 RSI 指数相对应。

2. 气道胃蛋白酶的测定　①目前没有唾液胃蛋白酶的正常值。检测结果只有阴性和阳性。②检测结果没有 24h 曲线。胃内气体反流没有固定时间，因此获得 24h 曲线非常重要。③血清中胃蛋白酶浓度和 LPR 没有相关性。④唾液中胃蛋白酶单克隆抗体目前只有美国和英国两家实验室拥有。

（田文栋）

第三节　肌电图检查

吞咽时肌肉活动的肌电信号、时间和模式可以通过多种肌电图技术记录，包括针式的喉肌电图和无创的表面肌电图。

一、喉肌电图

喉是参与嗓音、吞咽和呼吸的重要器官。多种疾病可影响喉的精细运动，导致不同程度的发音障碍、吞咽障碍和呼吸困难，影响患者的生活质量。喉肌电图（laryngeal electromyography，LEMG）最早由 Weddell 等于 1944 年提出，并应用于喉功能的评估和嗓音疾病的诊断和治疗，如定位肉毒毒素或透明质酸的注射位点。

1. 适应证　为明确是否存在特定的神经或神经肌肉单元损伤，例如在伴有声带麻痹的情况下，判断是喉上神经损伤还是喉返神经损伤；确定系统性肌病或退行性神经肌肉疾病时推荐进行 LEMG 检查。LEMG 还可用于吞咽功能的辅助评估，如评估喉括约肌的活动，声门上喉、咽的感觉以及环咽肌的功能，诊断声带麻痹并判断预后。

2. 设备和电极　LEMG 最少需要两个通道（一个通道记录声音信号，一个通道记录 EMG 信号）。如果研究运动障碍、连带运动或癔症等，则需要多通道同步记录。记录的参数与传统的肌电检查方法基本相同。如果分析运动单位电位（motor unit potential，MUP），由于其时限和振幅小，扫描速度调节至 5ms/cm、敏感性 100μV/cm，可达到较好的分析效果；而如果进行多通道分析，则需要将扫描速度降至 30~50ms/cm。

电极的类型取决于检查的目的：①常规检查，LEMG 可用单极或同轴电极；②单纤维 EMG 需要该技术适用的电极，多通道检测时用钩状电极效果更佳。LEMG 检查时通常不用麻醉或镇静。

3. 操作方法　喉肌属于横纹肌，包括环甲肌、甲杓肌、环杓侧肌、环杓后肌、杓肌等，常用于行 LEMG 的肌肉有甲杓肌和环甲肌。行甲杓肌肌电图检查时使用单极或同轴电极，电极置于距环甲膜中线 0.5~1.0cm，然后角度向上偏 45°，向侧方偏 20°，总深度为 2cm。检查环甲肌时电极在中线旁开 0.5cm，角度向上和向侧方 20°，朝向甲状软骨下缘。

4. 应用评价

（1）引导肉毒毒素注射过度活动的喉部肌群，治疗痉挛性构音障碍；或注射透明质酸以改善因声带麻痹所致的声门闭合不全。

（2）诊断声带麻痹，反映从急性失神经支配、早期和后期神经再支配、乃至某些异常再支配导致连带运动的情况。诊断喉神经病变一般应于症状出现 1 个月后检查。

（3）区分神经源性声带麻痹和喉关节损伤，当声带固定时出现正常的募集模式可确诊为关节错位。

（4）预测声带麻痹的预后，对预后预测的准确率、敏感度和阳性预测值达

85% 以上，而特异性、阴性预测值仅为 40% 左右。

（5）辅助诊断累及喉的神经、肌肉疾病，如重症肌无力、肌萎缩侧索硬化、进行性延髓麻痹、帕金森病、多系统萎缩、痉挛性发音障碍等。

5. 不足之处 ①不能精确定位，难以判断是否累及迷走神经或脑干、喉上神经或喉返神经。环杓后肌是主要的展肌，技术上定位困难。②在没有全面的神经评估结合其他肌肉和神经检查的情况下，很难将系统性神经肌肉疾病与局部疾病相鉴别。

6. 应用注意事项 ①患者具有凝血功能障碍或服用抗凝药，出血后血肿阻塞或流入气道的风险高。②患者双侧喉外展麻痹，轻微的水肿或血肿可导致严重的气流受阻。如果 LEMG 检查的益处大于风险，且为必要检查，需要准备好所有的急救设备，并将检查限于一侧。检查后留观至少 1h，如有可能进行喉镜检查。

二、表面肌电图

由于咽喉部参与吞咽活动的肌肉较细较多，很难用传统的针极方法对肌肉准确定位，现多用电极贴于参与吞咽活动的肌群表面，检测吞咽时肌群活动的生物电信号，即表面肌电图（surface electromyography, SEMG）检查。这是一种非侵入性、无放射性的检查，无明显不适感，并且简单、快速、价廉。

1. 应用价值 Ding 等将 SEMG 与电声门图的结果相比较，发现 SEMG 可以区分正常吞咽和 Mendelsohn 手法吞咽，并且观察到所记录的肌肉活动存在时序性，即依次启动下口轮匝肌、上口轮匝肌、咀嚼肌、颏下肌群、舌骨下肌群。也有研究者将 SEMG 用于根据老年人咀嚼时咬肌表面肌电活动信号强度选择适合硬度的食物，甚至为老年人开发专门的食品。

SEMG 并不着重于诊断某块肌肉的功能，而是检测吞咽过程中局部肌肉活动方式的时间和幅度以及时序性。Vaiman 等认为，在专家评估之前，对怀疑存在吞咽障碍的患者进行一个简单的筛查和早期诊断非常有意义，SEMG 就可实现这一目的。

吞咽过程中口腔期（分为起始期和终末期）、咽期和食管期中任何一个环节都可能受损，SEMG 筛查性评价能够初步区分是哪一期受损。SEMG 技术用于检测咽期吞咽过程中相关肌群的肌电活动时，通过颏下肌群和舌骨下肌群肌电活动的平均振幅和持续时间可以反映舌骨上抬和喉上抬的难易程度和持续时间，初步筛查和评估患者的吞咽功能。Cray 等研究发现，脑卒中后吞咽障碍患者的 SEMG 信号平均振幅和时间明显高于正常人，说明吞咽障碍患者吞咽时有更多的肌群参与吞咽活动，但其活动的协调性和持久性均下降。

2. 标准化诊断程序 应用肌电图检查时必须按照标准化程序，包括电极放置的位置，波形的处理方式如全波整流、低通滤过，以及使用多通道系统以利于临床的快速判断。Vaiman 等对 SEMG 评价吞咽功能是否正常提出了一个标准化诊断程序，介绍如下。

（1）检测设备的标准化：采用 4 通道的基于计算机的表面肌电图仪，表面电极为直径 11mm 的 AE-131 和 AE-178，相距 10mm。其他类型的肌电图仪只要符合全波整流、低通滤过后类似心电图的曲线，也可使用。原始记录的肌电图信号表现为无数的紧凑的棘波，不可能快速做出解释和判断。2 通道的肌电图仪不足以快速诊断，8 通道的肌电图仪则增加了操作的难度，且需花费更多的时间解释结果，而用 4 通道的仪器在患者配合的情况下仅需 5~7min 即可完成检查。

（2）肌电图技术的标准化：患者坐在椅子上，受检部位皮肤用酒精清洁（尽量把角质层擦干净，减少电阻），将电极贴于受检的肌肉表面。4 组被检肌群包括上下口轮匝肌、咀嚼肌、颏下肌群（包括二腹肌前腹、下颌舌骨肌、颏舌骨肌）、舌骨下肌群（包括喉带肌和甲状舌骨肌），都被颈阔肌覆盖，这些肌肉都是表浅肌肉，一般认为参与吞咽的口腔期和咽期活动。表面电极放置位置如图 7-7。

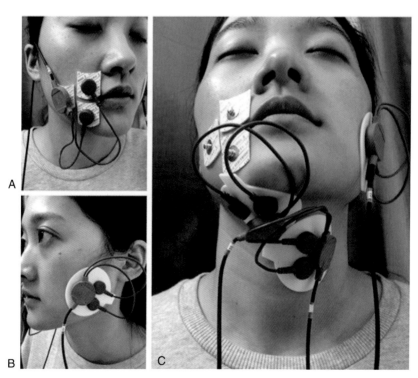

图 7-7　表面电极放置位置（A. 右侧上下口轮匝肌、B. 左侧咬肌、C. 右侧颏下肌群、左侧舌骨下肌群）

①上下口轮匝肌：两个双极电极放在右侧或左侧口角，其中一个电极放在上

唇，另一个放在下唇。

②咀嚼肌：在左侧或右侧面部平行咀嚼肌纤维走行放置两个电极，最好放在口轮匝肌电极的对侧。

③颏下肌群：两个表面电极放在下巴下方中线的左侧或右侧，在颈阔肌上方记录颏下肌群的肌电活动。

④舌骨下肌群：两个电极放在甲状软骨的左侧或右侧记录喉带肌和甲状舌骨肌的活动。

每对电极都配有一个参考电极。

（3）测试过程的标准化：共4组测试，包括随意单次吞咽唾液（空吞咽），从开口杯中单次随意吞咽水（正常吞咽），单次随意吞咽大量水（20ml，负荷试验），连续从开口杯中饮用100ml。前3组测试每组均测试3次，第4组测试1次。

（4）正常人数据库和分析指标：SEMG的分析指标包括时域指标和频域指标。时域指标主要包括积分肌电值（integrated electromyogram, IEMG）、平均肌电值（average electromyogram, AEMG）、均方根值（root mean square, RMS）等；主要的频域指标包括平均功率频率（mean power frequency, MPF）和中位频率（median frequency, MF）。积分肌电值反映的是一定时间内肌肉中参与活动的运动单位的放电总量，体现肌肉在单位时间内的收缩特性，与肌力及肌张力呈正相关。平均肌电值主要反映肌肉活动时运动单位激活的数量、参与活动的运动单位类型及其同步化程度，与不同肌肉负荷强度条件下的中枢控制功能有关。均方根值是瞬间的SEMG信号，反映振幅特征，与肌肉负荷性因素和肌肉本身的生理、生化过程之间存在内在联系。平均功率频率反映的是信号频率特征，其高低与外周运动单位动作电位的传导速度、参与活动的运动单位类型及其同步化程度有关。中位频率是指肌肉收缩过程中肌纤维放电频率的中间值，与肌肉组织中快肌纤维和慢肌纤维的比例有关，如快肌纤维兴奋以高频放电为主，慢肌纤维兴奋以低频放电为主。SEMG技术用于吞咽过程的常用分析指标包括吞咽动作的时限（s）、肌电活动的幅度（平均值，μV）、图形的模式和吞咽次数（连续吞咽测试时）（图7-8）。

3. 影响因素

（1）年龄、性别因素：Vaiman等的研究发现SEMG信号形状无性别差异，年龄70岁以上的老年患者表现年龄相关的特点，即肌肉活动时限延长，提示不同肌肉之间的协调性降低。儿童在吞咽和饮水时随年龄增大时限显著降低。成人和儿童之间肌电活动的幅度无显著差异。他们建立了正常人的数据库，并最终得出结论，吞咽SEMG是一种简单、可信的筛查和初步鉴别吞咽困难和多种原因产生吞咽痛的方法。通过将该技术标准化、建立正常人的数据库，SEMG 可以作为优化患者治疗的可靠筛查手段。

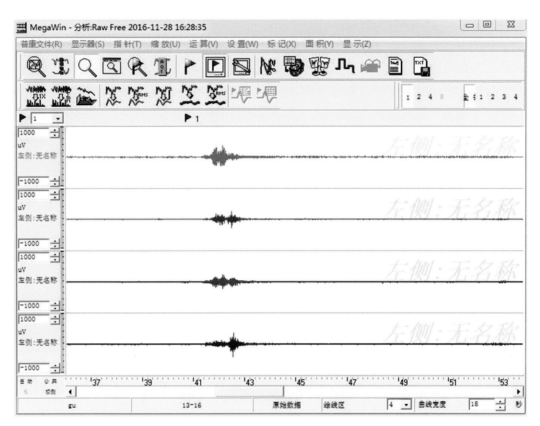

图 7-8　正常人吞咽米糊时，从上至下依次为口轮匝肌、咬肌、颏下肌群、舌骨下肌群的 SEMG

（2）信号处理因素：SEMG 是一种复杂、固有随机、非稳态、非线性、有时是瞬态的信号，因此，信号放大率、采样频率的限制和存储要求都是非常重要的考虑因素。随着具有复合信号处理能力的更加复杂的计算机分析程序用于临床，有望更好地了解吞咽肌肉的功能。

4. 局限性　①由于表面电极记录的是电极下广泛范围的肌电活动的总和，要获得特定肌肉的数据以及对运动单位动作电位进行定量分析存在困难。② SEMG 不能检测整个食管的活动，仅能检测到食管期起始时的活动。③所有类型的肌电记录都不能提供结构位移或食物流动的信息，用肌电图结果解释多样的吞咽动作和个体差异性时要克服许多困难。

5. 未来发展　吞咽造影检查（VFSS）与针式 EMG 同步记录或 VFSE-SEMG 同步记录结果可以分析吞咽时的生物力学和相应的肌电信号之间的时间关系。这些数据有助于加深对吞咽时相关肌肉活动的理解，并且用于临床上生物反馈治疗与舌骨上抬和喉上抬有关吞咽功能的改善。

此外，由于传统表面肌电在电极放置位置、电极排列方向以及电极数目等方面存在局限性，阵列式表面肌电作为一种新的表面肌电检测技术，在传统表面肌电的基础上诞生，它可以同时获取肌肉在收缩过程中的细节信息和整体信息，能较好地弥补传统表面肌电的不足。与传统表面肌电仪最主要的区别在于阵列式表面肌电仪使用的是阵列式表面电极，能够获取检测肌肉某一区域内的时空活动特性。在近几十年的发展中，国外的研究者们对阵列式表面肌电信号的采集、信号分析以及临床应用等都进行了大量研究，阵列式表面肌电技术的发展越来越趋向于噪声小、柔性、电极数目多、信号质量高等性能，但目前国内的研究还比较少。

（温红梅，贺涓涓，李　超）

第四节　脉冲血氧饱和度监测

动脉血氧饱和度是反映人体呼吸功能及氧含量是否正常的重要生理参数。在吞咽障碍的评估与治疗中，可使用脉冲血氧仪对患者进行动态监测，这对判断吞咽障碍患者是否有误吸及误吸的严重程度有重要意义，并且可在床边开展评估。

一、原理

脉冲血氧饱和度监测是基于氧合血红蛋白及脱氧血红蛋白在两种不同波长下的红光和红外光的不同吸光特点及动脉血流的脉动性质进行监测。将发射红光的二极管和另一发射红外光的二极管置于电极一侧，将一光电探测器置于电极另一侧。把光电探测器接受的透过光分为 A 和 B 两种成分。A 为收缩期可变强度的透过光，是氧合动脉血的脉动函数。B 为强度恒定的舒张期透过光，是机体各种组织如皮肤色素、肌肉、脂肪、骨和静脉血的函数。在两种不同波长下，探测器将成分 A 的脉动吸收与成分 B 的底数吸收进行划分，得到吸收率，光电探测器把光信号转换成电信号放大后再转化为计数资料。根据红光和红外光吸收比率，由探测器内的计算系统计算出动脉血红蛋白氧饱和度。

二、测量方法

将脉冲血氧仪的电极放置在人体的指尖、足尖或耳垂等处，即可直接读出血氧饱和度。目前，脉冲血氧饱和度监测仪普遍采用塑料指夹套在手指上，可保持手指与发光管的稳定接触并起到屏蔽外界光的作用（图 7-9）。

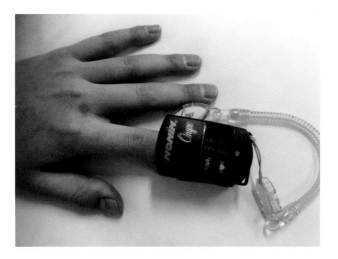

图 7-9　脉冲血氧饱和度监测

三、应用评价

脉冲血氧饱和度监测可用于诊断吞咽障碍患者是否有误吸的存在。大多数吞咽障碍患者出现误吸时，血氧饱和度下降超过 2%。吞咽后 2min 最低脉冲血氧定量数值显示血氧去饱和与误吸有明显相关性。此方法无创伤、简单，可重复操作，且无需暴露在放射线下，已在临床实践中得到广泛的应用。

Smith 等以吞咽造影检查结果为参照标准，测定了吞咽障碍患者进食前后血氧含量的变化，发现饮水试验的准确率为 50%，血氧饱和度试验的准确率为 69%，而两者联合检查的准确率高达 95%，由此推荐饮水筛选试验与脉冲血氧仪测定血氧含量相结合的床边评估方法用于急性脑卒中患者误吸的筛选和治疗指导。另有研究者认为饮水试验结合脉冲血氧饱和度监测具有较高的灵敏度（73%~98%）和特异性（63%~76%），有助于发现隐性误吸，是目前对伴有咳嗽、呛咳、进食后声音改变的神经源性吞咽障碍最好的初筛方法。

四、注意事项

1. 测量部位需有血液流动。当患者的周边血循环不良时，或身处于寒冷的环境中，脉冲血氧仪的读数可能会不准确。

2. 测量部位可让光线通过。患者的手指甲或脚指甲不可涂有指甲油，尤其是黑色、紫色或蓝色等光线不能穿透的指甲油。

3. 使用指电极时将发光的一面对准指甲。

4. 偏瘫患者患侧食指测血氧饱和度可导致假阳性结果。

5. 检测老年患者、吸烟者、慢性肺病患者时，解释结果需谨慎。

五、未来发展

研究者建议未来需要针对饮水试验、脉冲血氧饱和度值的评估以及试验性吞咽过程隐性误吸的检测来制订最有效的标准化管理流程。对于有吞咽障碍风险的神经系统疾病患者，护理人员或照顾者应尽量采用饮水试验结合脉冲血氧饱和度监测法对患者进行床边初筛。

第五节　生物学标志物检测

除以上方法外，还可以通过生物学标志物的检测来辅助诊断误吸和误吸性肺炎。

1. 呼出气冷凝液白细胞三烯检测法　白三烯是一种作用强烈的炎性介质，在呼吸道感染或炎性疾病中可促进白细胞活化并向肺或气管内聚集。通过检测呼出气冷凝液中白细胞三烯的浓度可对肺部炎症进行诊断。有研究报道白三稀在误吸酸性物质导致的肺损伤中起着重要作用。此方法安全、简单、无创，是较好的误吸生物学标志物。

2. 支气管肺泡灌洗液胃蛋白酶测定　胃蛋白酶正常情况下主要存在于消化系统，如果在下呼吸道及肺中检测到，说明是由于胃内容物误吸所致，具有较高的灵敏度。但胃蛋白酶最佳活性 pH 是 1.5~5.0，对肺内的碱性环境耐受性差，随误吸后时间的推移胃蛋白酶的检出率下降，临床应用上存在一定的局限性。

3. 可溶性髓样细胞触发受体 −1 检测法　可溶性髓样细胞触发受体 −1（soluble triggering receptor expressed on myeloid cell−1，sTREM−1）是免疫球蛋白受体家族中的一员，主要在血液中表达，在肺泡液中也有少量表达，一般见于巨噬细胞表面，介导炎症反应。有研究报道 sTREM−1 在 250pg/ml 时对诊断误吸所致细菌性肺炎的灵敏度为 65.8%，特异性达 91.9%。但目前相关研究较少，sTREM−1 在临床上的应用价值有待进一步验证。

4. 吞噬脂质的肺泡巨噬细胞计数法　有研究认为吞噬脂质的肺泡巨噬细胞计数法（lipid-laden alveolar macrophages，LLAMs）计数与误吸之间可能具有重要的相关性，在显微镜下计算支气管肺泡灌洗液中吞噬脂质的巨噬细胞个数，并根据肺部巨噬细胞内脂肪含量的多少分为 0~4 不同等级：0 级，无乳白色；1 级，1/4 呈乳白色；2 级，1/4~1/2 呈乳白色；3 级，1/2~3/4 呈乳白色；4 级，完全乳白色；将 100 个巨噬细胞的等级总和进行评分。但影响 LLAMs 计数的因素较多，临床上对于误吸的诊断作用十分有限。

5. 其他生物学标志物　其他研究指出氨基甲酰磷酸合成酶、内皮素、和肽素及支气管肺泡灌洗液 α 淀粉酶等均有可能作为诊断误吸的生物学标志物，但由于各自存在不同的优缺点，目前多用于科学研究，未在临床上广泛使用。

（李　响）

参考文献

［1］张立红，李娜，郑宏伟，等. 咽喉反流的初步诊断. 中华耳鼻喉头颈外科杂志，2009，44：105-108.

［2］汤进芝，王雯. 胃 - 食管反流病中食管 pH 检测进展. 国际消化病杂志，2014，34：157-160.

［3］Liujuan Song, Wenjing Liao, Yingshen Lu. et al. Laryngeal Reflux and Symptoms Need Further Elucidation Using New Techniques. Am J Gastroenterol, 2016, 111: 1525-1527.

［4］Robert T. Sataloff, Mary J. Hawkshaw, 徐文. 咽喉反流性疾病. 中华耳鼻咽喉头颈外科杂志，2014：432-436.

［5］李进让. 咽喉反流性疾病规范化诊断和治疗. 中国耳鼻咽喉头颈外科，2015，22：435-437.

［6］Wang L, Tan JJ, Wu T, et al. Association between Laryngeal Pepsin Levels and the Presence of Vocal Fold Polyps.Otolaryngol Head Neck Surg, 2017, 156: 144-151.

［7］李建华，王健. 表面肌电图诊断技术临床应用. 杭州：浙江大学出版社，2015.

［8］张杰，李进让. 表面肌电图在吞咽功能检查及康复中的应用. 国际耳鼻咽喉头颈外科杂志，2013，37：271-274.

［9］Constantinescu G, Hodgetts W, Scott D, et al. Electromyography and mechanomyography signals during swallowing in healthy adults and head and neck cancer survivors. Dysphagia, 2016, 32:90-103.

［10］Tamine K, Ono T, Hori K, et al. Age-related changes in tongue pressure during swallowing. J Dent Res, 2010, 89: 1097-101.

［11］Fei T, Polacco RC, Hori SE, et al. Age-related differences in tongue-palate pressures for strength and swallowing tasks. Dysphagia, 2013, 28: 575-581.

［12］Hirota N, Konaka K, Ono T, et al. Reduced tongue pressure against the hard palate on the paralyzed side during swallowing predicts Dysphagia in patients with acute stroke. Stroke, 2010, 41: 2982-2984.

［13］Bours GJ, Speyer R, Lemmens J, et al. Bedside screening tests vs. videofluoroscopy or fibreoptic endoscopic evaluation of swallowing to detect dysphagia in patients with neurological disorders: systematic review. J Adv Nurs, 2009, 65: 477-493.

［14］Kimaid PA, Crespo AN, Moreira AL, et al. Laryngeal Electromyography Techniques and Clinical Use. J Clin Neurophysiol, 2015, 32: 274-283.

第八章 不同吞咽功能评价方法应用原则

第一节 不同检查方法的互补性

目前越来越多的技术可应用于吞咽障碍的评估，各项检查方法间可以优势互补。吞咽造影检查（VFSS）在临床上使用时间长，应用广泛，仍然是目前诊断吞咽障碍、确定口咽功能紊乱机制的"金标准"。软管喉镜吞咽检查（FEES）能解决吞咽造影检查存在的大部分不足之处，两者有显著互补关系。咽腔测压检查（manometry）适用于疑难病例和不典型病例，能弥补影像学检查不能提供的功能性数据，对食管动力障碍性疾病引起的吞咽障碍的诊断有重要意义。超声检查（ultrasonography）对发现舌的异常运动有明显的优越性。表面肌电图（SEMG）可直接评估吞咽时口咽神经肌肉的功能，对研究吞咽障碍的电生理机制有较大帮助。而 fMRI、PET 等则可用于吞咽障碍的临床研究。近年来的研究显示，生物学标志物的检测可以直接或间接反映吞咽障碍和误吸事件。以上各种评估方法根据需要，可按优势互补原则选用。

吞咽障碍功能性评估方法比较见表 8-1。

表 8-1　吞咽障碍功能性评估方法比较

评估方法	设备条件	适应证	评价	
			优点	缺点
吞咽造影检查（VFSS）	可同步录像的 X 线机，配备 PACS 的 X 线机	口腔、咽、食管期吞咽障碍患者	设备要求不高，简单易行，对吞咽运动的细微异常改变较敏感 区分吞咽障碍的结构异常和功能异常 使用不同体积和性质的食物进行评估 评估代偿姿势的效果	不能发现咽喉处的唾液残留 不能定量分析咽收缩力和食团内压 不能反映咽的感觉功能，病重者不能进行
软管喉镜吞咽检查（FEES）	可同步录像和配备 PACS 的喉镜	口咽期吞咽障碍的患者	提供高效和可靠的吞咽障碍处理策略 较全面的评估吞咽的运动和感觉功能	着重于局部的观察 不能观察吞咽的全过程及环咽肌和食管的功能

评估方法	设备条件	适应证	评价	
			优点	缺点
软管喉镜下咽喉感觉功能测定（FEESST）	带有送气通道的软管喉镜	咽期感觉功能障碍	能在床边、甚至 ICU 中进行，不接触放射线辐射，可进行生物反馈治疗	
咽腔测压检查	带有环周压力感应器的固态测压导管和计算机	咽和食管期运动功能障碍的疑难病例和不典型病例	了解吞咽障碍的病理生理，分析吞咽障碍的病因和吞咽的有效性 对评估食管动力障碍性疾病导致的吞咽障碍有较大的价值 用于手术前后疗效的评估，判断预后	设备要求高 临床应用少 费用较昂贵
食管 pH 监测	24h 胃食管 pH 监测仪	胃 - 食管反流性疾病引起的吞咽障碍	高特异性的定量试验 有助了解胃 - 食管反流与症状间的关系 可区分生理性反流与病理性反流 用于抗反流手术前后疗效的评估	费用相对较贵 有些患者不能耐受检查
咽喉反流评估	食管咽喉阻抗 pH 记录仪和咽喉反流监测电极	咽喉反流性疾病引起的吞咽障碍	有助于咽喉反流治疗前诊断、治疗后疗效评估或诊断性治疗效果不佳患者的确诊	探头放置引起不适，影响患者的依从性
超声检查	超声检查仪和超声波探头	口咽期吞咽障碍的患者	敏感的观察舌的异常运动，尤其是儿童 生物反馈治疗 无创性检查，能在床边进行	仅观察到吞咽的某一阶段 对 UES 的观察不理想
表面肌电图（SEMG）	肌电图机和相应的电极	口咽神经肌肉疾病	了解吞咽障碍的电生理机制 利用肌电反馈技术进行吞咽训练 无创性检查，能在床边进行	对特定肌肉定位困难 对运动单位动作电位（MUAP）难于进行准确地定量分析
生物学标志物检测	纤维支气管镜或呼出气冷凝液收集设备	口腔、咽、食管期吞咽障碍患者	能直接或间接反映误吸和误吸性肺炎，有很好的科研潜力	检测时间窗窄，敏感性和特异性有限，临床应用存在一定的局限性

第八章 不同吞咽功能评价方法应用原则

第二节　评价中的选择

不同吞咽评价方法的选择可按流程图 8-1 进行。临床医生通过询问病史和临床评估，筛选患者是否有吞咽障碍。无吞咽障碍者可做进一步临床观察，有吞咽障碍者可做饮水试验和反复唾液吞咽试验进行筛查。如上述评价无异常则基本排除吞咽障碍。如上述评价有异常者则根据患者病情需要做进一步仪器评估，包括VFSS、FEES、咽腔测压检查、超声检查、SEMG 及脉冲血氧定量法等。

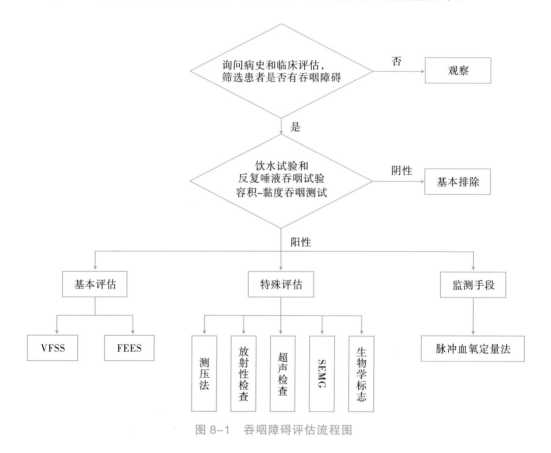

图 8-1　吞咽障碍评估流程图

随着科学技术水平的不断发展，将会有更多更先进的评估手段出现，在临床工作中，我们应该根据患者的具体情况选择个体化的评估方法，以及将各种评估方法合理的组合使用，增加评估的有效性，让先进的技术发挥作用。

（贺涓涓，李　响）

参考文献

［1］尚克中, 程英升. 关注吞咽障碍的钡剂造影检查. 临床放射学杂志, 2004, 23:521–523.

［2］尚克中. 关注食管动力病变的造影检查. 中华放射学杂志, 2000, 34:642–645.

［3］齐赛, 张捧玉. 吞咽造影检查在神经源性吞咽障碍评估中的作用. 中国康复医学杂志, 2004, 19:346–348.

［4］尚克中. 吞咽障碍的咽动态造影和双对比造影检查. 中华放射学杂志, 1996, 30:354–357.

［5］Chen SY, Chie WC, Lin YN, et al. Can the aspiration detected by videofluoroscopic swallowing studies predict long–term survival in stroke patients with dysphagia. Disabil Rehabil, 2004, 26:1347–1353.

［6］Stoeckli SJ, Huisman TA, Seifert B, et al.Interrater reliability of videofluoroscopic swallow evaluation. Dysphagia, 2003, 18:53–57.

［7］McCullough GH, Wertz RT, Rosenbek JC, et al. Inter–and intrajudge reliability for videofluoroscopic swallowing evaluation measures. Dysphagia, 2001, 16: 110–118.

［8］Jeri L, Miller MS, Kenneth L. Lateral pharyngeal wall motion during swallowing using real time ultrasound. Dysphagia, 1997, 12:125–132.

［9］Ding R, Larson CR, Logemann JA, et al. Surface electromyographic and electroglottographic studies in normal subjects under two swallow conditions: normal and during the Mendelsohn manuever. Dysphagia, 2002, 17:1–12.

［10］Crary MA, Baldwin BO. Surface electromyographic characteristics of swallowing in dysphagia secondary to brainstem stroke. Dysphagia, 1997, 12:180–187.

［11］Shaw DW, Williams RB, Cook IJ, et al. Oropharyngeal scintigraphy: a reliable technique for the quantitative evaluation of oral–pharyngeal swallowing. Dysphagia, 2004, 19:36–42.

［12］Vaiman M. Standardization of surface electromyography utilized to evaluate patients with dysphagia. Head Face Med, 2007, 3: 26.

［13］Chen SY, Chie WC, Lin YN, et al. Can the aspiration detected by videofluoroscopic swallowing studies predict long–term survival in stroke patients with dysphagia. Disabil Rehabil, 2004, 26:1347–1353.

［14］Kelly AM, Leslie P, Beale C, et al. Fibreoptic endoscopic evaluation of swallowing and videofluoroscopy: does examination type influence perception of pharyngeal residue severity. Clin Otolaryngol, 2006, 31:425–432.

［15］Mateen MA, Kaffes AJ, Sriram PVJ, et al. Modified technique of high–resolution ultrasonography of the normal cervical esophagus. J Gastroenterol Hepatol, 2006, 21:1660–1663.

［16］齐赛, 张捧玉. 吞钡造影在神经源性吞咽障碍评估中的应用. 中国康复医学杂志, 2004, 19:346–348.

［17］Sherman B, Nisenboum JM, Jesberger BL, et al.Assessment of dysphagia with the use of pulse oximetry. Dysphagia, 1999, 14:152–156.

［18］Leder SB, Acton LM, Lisitano HL, et al. Fiberoptic endoscopic evaluation of swallowing (FEES) with and without blue–dyed food. Dysphagia, 2005, 20:157–162.

[19] Ding RY, Larson CR, Logemann JA, et al. Surface electromyographic and electroglottographic studies in normal subjects under two swallow conditions: normal and during the mendelsohn manuever. Dysphagia, 2002, 17:1-12.

[20] Sciortino KF, Liss JM, Case JL, et al. Effects of mechanical, cold, gustatory, and combined stimulation to the human anterior faucial pillars. Dysphagia, 2003, 18:16-26.

[21] Miller JL, Watkin KL. Lateral pharyngeal wall motion during swallowing using real time ultrasound. Dysphagia, 1997, 12:125-132.

[22] Shaw DW, Williams RBH, Cook IJ, et al. Oropharyngeal scintigraphy: a reliable technique for the quantitative evaluation of oral-pharyngeal swallowing. Dysphagia, 2004, 19:36-42.

[23] McCullough GH, Wertz RT, Rosenbek JC, et al. Inter-and intrajudge reliability for videofluoroscopic swallowing evaluation measure. Dysphagia, 2001, 16:110-118.

[24] Crary MA, Baldwin BO. Surface electromyographic characteristics of swallowing in dysphagia secondary to brainstem stroke. Dysphagia, 1997, 12:180-187.

[25] Lin YN, Chen SY, Wang TG, et al. Findings of videofluoroscopic swallowing studies are associated with tube feeding dependency at discharge in stroke patients with dysphagia. Dysphagia, 2005, 20:23-31.

[26] Avis JE, Murry T, Zschommier A. Flexible endoscopic evaluation of swallowing with sensory testing: Patient characteristics and analysis of safety in 1, 340 consecutive examinations. Ann Otol Rhinol Laryngol, 2005, 114:173-176.

[27] Colodny N. Interjudge and intrajudge reliabilities in fiberoptic endoscopic evaluation of swallowing (FEES) using the penetration-aspiration scale: A replication study. Dysphagia, 2002, 17:308-315.

[28] Martin-Harris B, Logemann JA, McMahon S. Clinical utility of the modified barium swallow. Dysphagia, 2000, 15:136-141.

第九章　呼吸与咳嗽评定

第一节　呼吸功能评估

一、吞咽与呼吸

延髓是吞咽与呼吸共同的中枢，彼此的通道在咽部交叉，两者功能密切相关，存在既合作又排他的关系。例如，吞咽时的气道保护和短暂的呼吸停滞，即吞咽时无呼吸。正常的吞咽是在吸气后呼气，在呼吸短暂停滞的状态下吞咽，之后呼出余气，即所谓的呼气－吞咽－呼气的模式。健康年轻人多在呼气相中完成无意识的吞咽，约有一半的老年人则在仰卧位和坐位时吸气相中的吞咽比率增加。另外，在吸气相中的吞咽以及吞咽后的吸气是稳定期慢性阻塞性肺疾病（chronic obstructive pulmonary disease, COPD）加重的因素之一。所以吞咽后呼吸是从呼气开始还是从吸气开始至关重要。吞咽后从吸气开始的呼吸模式容易将咽腔残留物带入气道而发生误吸。吞咽后至下一次吸气开始前的时间越短，误吸的风险越高。大部分吞咽障碍患者都是呼吸康复的对象。由于吞咽时短暂的生理性呼吸停滞，使本身存在呼吸困难的患者吞咽时的呼吸储备能力进一步降低。因此，临床上吞咽障碍患者的呼吸功能、咳嗽功能以及头颈部和胸廓的活动度等，都应该得到足够的重视和详细的评估。

呼吸的目的是进行气体交换，通过呼吸运动将末梢血中的氧气经过细胞组织代谢后生成二氧化碳而排出体外。吸气时的主动肌是膈肌，辅助呼吸肌包括胸锁乳突肌、斜方肌、大圆肌、肋间外肌、斜角肌。正常情况下呼气是被动过程，但在运动时主动性增加，腹肌是主要的呼气肌，肋间内肌是辅助呼气肌。一般情况下，以潮气量和呼吸频率为指标的换气量随运动强度的增加而增大，同时也受到心功能和延髓疾病的影响。

摄食活动是最基本的有氧活动之一，在整个摄食和吞咽活动中需要足够的有氧代谢来完成。身体组织的含氧量不足会导致摄食中的疲劳而影响正常的吞咽。另外，呼吸状态综合性的评价对吸入性肺炎的防治非常重要。例如，小脑以及脑干性病变等所致的运动失调会破坏呼吸与吞咽的协调性，导致口腔内的食团移动与喉上抬时序性紊乱，而增加吞咽前、吞咽中、吞咽后误吸和窒息的发生概率。所以在对吞咽障碍的患者实施摄食训练时，呼吸功能的评价必不可少。临床上与吞咽功能相关的呼吸功能评价详述如下。

二、呼吸功能评估方法

（一）呼吸模式评估

1. 呼吸频率、深度　正常成人每分钟呼吸频率 12~20 次，儿童次数较快。呼吸频率 ≥ 每分钟 30 次为呼吸急促（tachypnea），≤ 每分钟 10 次为呼吸过慢（bradypnea）。呼吸频率和深度的改变可能是由于神经和代谢方面的原因造成的。例如，酸中毒时呼吸的表现为呼吸频率和深度均增加，体温升高也会影响呼吸频率。

2. 呼吸模式　正常时吸气时间 ≤ 呼气时间，吸气∶呼气 = 1∶（1.5~2）。吸气时间延长是吸气困难的表现，提示上呼吸道的阻塞。呼气时间延长是呼气困难的表现，提示末梢呼吸道的阻塞，如 COPD 患者吸呼比可达 1∶4。

3. 有无呼吸窘迫和呼吸肌疲劳的表现　包括呼吸浅快、呼吸辅助肌使用增多、胸腹矛盾运动、呼吸功增加。

4. 比较睡眠和清醒、休息和活动时的呼吸表现　进行睡眠呼吸监测评估有无睡眠呼吸暂停低通气综合征，区分中枢型、阻塞型、混合型呼吸暂停，呼吸暂停往往提示上呼吸道梗阻或者呼吸中枢的驱动力不足等。

5. 常见和特殊的呼吸模式　包括过度呼吸（hyperpnea）、端坐呼吸（orthopnea）和呼吸困难（dyspnea）等。异常呼吸模式见表 9-1。

表 9-1　异常呼吸模式的表现和常见原因

形式	表现	提示
过度呼吸（hyperpnea）	呼吸频率不变化，呼吸深度增大	神经症，过度呼吸综合征，运动，疼痛，发热，呼吸困难
呼吸不足（hypopnea）	呼吸频率不变化，呼吸深度减小	安静睡眠，意识低下，循环功能障碍，疼痛性换气障碍
呼吸急促（polypnea）	呼吸频率与呼吸深度同时增大	运动后的代谢亢进，过度换气症候群，肺栓塞，肺血栓
呼吸迟缓（oligopnea）	呼吸频率与呼吸深度同时减小	老年性，睡眠时，呼吸停止前征兆
潮式呼吸（Cheyne-Stokes）	潮气量渐增，接着渐减，然后一段时间的呼吸暂停，依次循环	心功能不全，尿毒症，代谢异常

形式	表现	提示
库斯莫尔呼吸（Kussmaul）	深大而缓慢的呼吸	糖尿病后期，肾功能不全，重症出血
间歇呼吸（Biot's breathing）	突然中断，加快的无规则呼吸	脑肿瘤，脑膜炎，脑外伤，颅内压增高
缩唇呼吸（Pursed-lip breathing）	呼气时如吹口哨式的细长呼吸	末梢气道闭塞的预防
跷跷板式呼吸（Seesaw breathing）	吸气时胸凹陷，腹膨隆；呼气时相反	膈肌的过度疲劳
哈费尔征（Hoover's signs）	吸气时下部胸廓向内侧移动，腹膨隆；呼气时相反	对气道狭窄的呼吸辅助肌的代偿

（二）呼吸困难程度的评估

呼吸困难或急促，是一种主观感受或正常反应，因此难以对其进行定量。患者主诉的呼吸困难，与动脉血气氧分压（PaO_2）的变化无关。对于吞咽障碍合并肺功能障碍，尤其是气管切开和气道高反应等患者，痰液潴留、支气管痉挛、炎症等都能引发呼吸困难，所以评估呼吸困难程度很有价值。常用视觉模拟量表（visual analogue scale，VAS）评估，转移能力较好的患者可以使用改良伯格呼吸困难指数(modified Borg scale)、Hugh-Jones 分级评估、MRC 呼吸困难分级或者美国胸科协会呼吸困难分级等评估方法。

1. VAS　患者在线上画出自己呼吸困难的主观感受，患者画出位置到 0 的距离为呼吸困难的等级（图 9-1）。

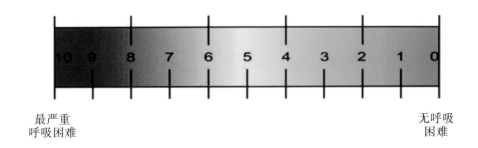

最严重
呼吸困难

无呼吸
困难

图 9-1　视觉模拟量表评估呼吸困难

第九章　呼吸与咳嗽评定

2. 改良伯格呼吸困难指数（表9-2）

表9-2 改良伯格呼吸困难指数

评分	程度
0	正常
0.5	极为轻微（刚能觉察到）
1	非常轻微
2	很轻（轻度）
3	中度
4	较严重
5	严重（重度）
6	非常严重
7	
8	
9	
10	极为严重（最大）

3. Hugh-Jones 分级评估（表9-3）

表9-3 Hugh-Jones 分级

级别	能力
1级	能和同龄健康人一样工作，走路，登高
2级	与同龄人一样速度走路，但登高困难
3级	不能与同龄人同样速度走路，但可慢行 1.6km 以上
4级	每行走 50m 需休息片刻
5级	不能外出行走，说话、穿衣均感气急

（三）活动度评估

1. 头颈部关节活动度评估　头颈部的关节活动度不仅影响摄食姿势，而且间接影响呼吸肌和颈部吞咽肌群的收缩。颈椎有 7 块椎骨，与颅底和 T1 构成 8 个关节，所以头颈部在正常情况下应有较好的屈曲和伸展、左右侧屈和左右旋转活动度（图9-2）。长期卧床患者的颈部肌群僵硬，肌紧张的改善对摄食和吞咽有积极、有效的影响。通过记录肌张力和关节活动度异常的肌肉，区分肌肉萎缩、痉挛和挛缩，为后续针对性治疗提供依据。

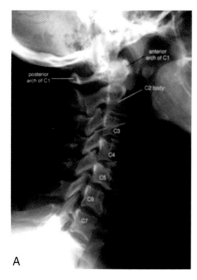

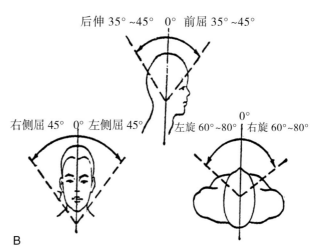

图 9-2　颈椎活动度评估（A. 颈椎 X 线侧位像；B. 颈椎各方向活动范围）

具体测量方法如下：

（1）颈前屈（0°~45°；图 9-3）。

体位：端坐或直立位。

运动测量：要求患者屈颈使下颌贴近胸部，治疗师测量运动起始位与终末位之间的角度或下颌至胸骨角的距离。使用量角器时，应将轴心置于下颌角，固定臂靠在患者肩上，移动臂处在耳孔与头顶的连线上。

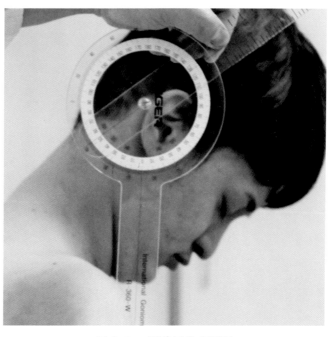

图 9-3　颈前屈角度测量

（2）颈后伸 （0°~45°；图 9-4）。

体位：端坐或直立位。

运动测量：要求患者仰望天花板，使头的背侧靠近胸椎。量角器的轴心置于下颌角，测量时握住角度计将之固定臂靠在患者的肩上，移动臂处于耳孔与头顶的连线上。

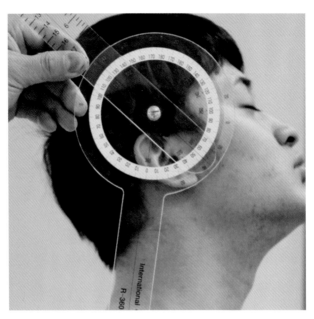

图 9-4　颈后伸角度测量

（3）颈侧屈 （0°~45°；图 9-5）。

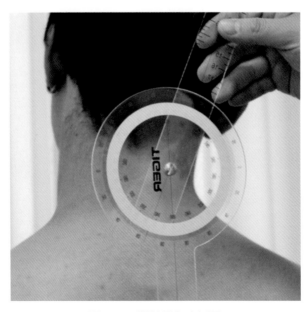

图 9-5　颈侧屈角度测量

体位：端坐或直立位。

运动测量：要求患者向侧方屈颈使耳朵向肩部移动，用量角器测出它的运动角度，或者用刻度尺量出从耳朵至肩部的距离。量角器的轴心置于第七颈椎的棘突，固定臂放在患者肩上与地面平行（起始位：90°），或垂下与患者胸椎平行（起始位：0°），移动臂为患者的枕后隆突或 C7 与头顶的连线。

（4）颈旋转 （0°~60°；图 9-6）。

体位：仰卧位。

运动测量：要求患者头部处于中立位，然后从右往左进行旋转。如果使用量角器，它的起始位为 90°，轴心位于头顶，固定臂与地面平行或与测量一侧的肩峰平行，移动臂对准鼻尖。

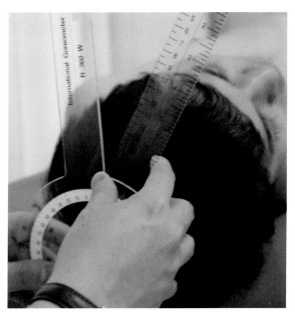

图 9-6 颈旋转角度测量

2.胸腔活动度　胸廓和脊柱的非对称性可使气道偏位，直接或间接地影响呼吸和吞咽功能。正常情况下，上部胸廓的运动方式如同水泵把柄移动时的前后径的增大（第 2~6 肋；图 9-7A），下部胸廓的运动方式如同水桶把柄移动时的左右径的增大（第 7~10 肋；图 9-7B）。

（1）胸廓的触诊：需要从体表正确把握肺的位置关系。触诊时，将所检测肺部的左右两侧用手掌覆盖，同时让患者深呼吸来辨别胸廓活动的左右差和可动性。一般而言，老年人胸廓的可动性相对低下，女性比男性胸廓硬度低。测量时应注意胸廓可动性的被动检查中不应给患者带来疼痛感。

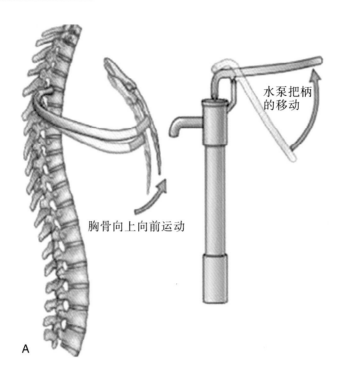

水泵把柄
的移动

胸骨向上向前运动

A

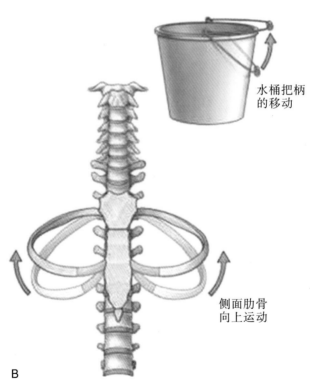

水桶把柄
的移动

侧面肋骨
向上运动

B

图 9-7 胸腔活动度评估（A.水泵把柄移动时前后径的增大；B.水桶把柄移动时左右径的增大）

（2）胸围的检测（图9-8）：通过胸围的检查可以了解胸廓运动，进一步推测呼吸运动的状态。胸围的检查可以分为上、下两个部位进行。上部胸围的检查部位在乳头之上，下部胸围的检查部位在剑状突起。检查时选择上述两个部位分别在最大吸气位与最大呼气位的胸围差值，正常情况下都应在5cm以上。

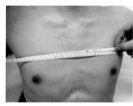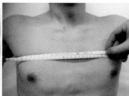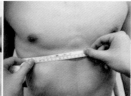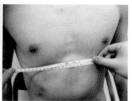

图9-8　胸围的检测

（四）胸廓的叩诊

胸廓的叩诊是临床上简单有效的检测手段之一，通过叩诊音（percussion sound）来推测肺内含气量的状态与判断痰液的潴留情况。叩诊时被叩击部位产生的反响称为叩诊音。叩诊音的不同取决于被叩击部位组织或器官的致密度、弹性、含气量及与体表的间距。叩诊的手法如图9-9所示，叩诊的顺序如图9-10所示。

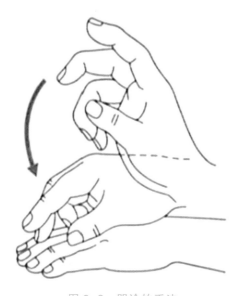

图9-9　叩诊的手法

1. 清音　清音（resonance）是正常肺部的叩诊音。它是一种频率为每秒100~128次，振动持续时间较长，音响不甚一致的非乐性音。通常可提示肺组织的弹性、含气量、致密度正常。

2. 浊音　浊音（dulhless）是一种音调较高、音响较弱、振动持续时间较短的

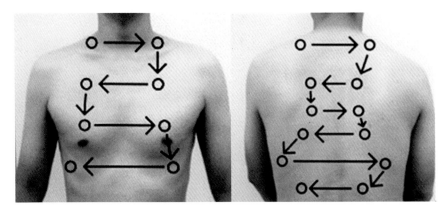

图 9-10　叩诊的顺序

非乐性叩诊音。除音响外，板指所感到的振动也较弱。在叩击被少量含气组织覆盖的实质脏器时产生，如叩击心或肝被肺段边缘所覆盖的部分，或在病理状态下如肺炎的肺组织含气量减少时。

3. 鼓音　鼓音（tympany）如同击鼓声，是一种和谐的乐音，音响比清音更强，振动持续时间也较长，在叩击含有大量气体的空腔脏器时出现。正常情况下可见于胃泡区和腹部，病理情况下可见于肺内空洞、气胸、气腹等。

4. 实音　实音（flatness）是一种音调较浊音更高、音响更弱、振动持续时间更短的一种非乐性音。如叩击心和肝等实质脏器所产生的音响。在病理状态下可见于大量胸腔积液或肺实变等。

5. 过清音　过清音（hyper resonance）介于鼓音与清音之间，是属于鼓音范畴的一种变音，音调较清音低，音响较清音强，为一种类乐性音，正常成人不会出现的一种病态叩击音。临床上常见于肺组织含气量增多、弹性减弱时，如肺气肿。正常儿童可叩出相对过清音。

（五）呼吸肌功能评估

1. 肌力　可以测量最大吸气负压（maximal inspiratory pressure, MIP）和最大呼气正压（maximal expiratory pressure, MEP），也可以使用简易肺功能仪器测试，测量用力肺活量（forced vital capacity, FVC）、潮气容积（tidal volume, VT）。使用徒手肌力检查（manual muscle testing）来评估呼吸肌的肌力，如膈肌、颈部肌肉、肋间肌和腹肌。

2. 耐力　用最大自主通气量（maximal voluntary ventilation, MVV）代表呼吸肌耐力。

（六）诊断性检查

1. 脉冲血氧饱和度监测　详见第七章第四节。

2. 动脉血气分析　动脉血气分析（arterial blood gas analysis，ABG）是评估患者酸碱平衡、肺泡通气量以及氧合状态的生理评估工具，根据 ABG 结果按照以下思路逐步分析。

（1）检查 pH：判断酸碱是否平衡，结合其他指标，明确酸碱失衡的类型。

（2）检查 PO_2：判断氧化作用是否正常。

（3）检查 PCO_2：判断肺泡通气量是否正常。

动脉血气对于判断患者是否存在呼吸衰竭风险以及呼吸衰竭分型具有诊断学意义。分析结果，要注意采集动脉血时有无吸氧。无吸氧时，Ⅰ型呼吸衰竭为 $PaO_2<60mmHg$，$PaCO_2$ 正常或降低；Ⅱ型呼吸衰竭（通气衰竭）为 $PaO_2<60mmHg$，$PaCO_2>50mmHg$。吸氧下，若 $PaO_2>60mmHg$，$PaCO_2>50mmHg$，可判断为吸氧下的Ⅱ型呼吸衰竭；若 $PaO_2>60mmHg$，$PaCO_2<50mmHg$，计算氧合指数（PaO_2/FiO_2）$<300mmHg$ 时，提示呼吸衰竭。

3. 胸部影像学　胸部 X 线片和 CT 是判断肺部疾病以及作为治疗改善指标的重要内容。

4. 支气管镜检查　支气管镜（bronchoscopy）检查可以看到支气管树，是肺部疾病的诊断或治疗工具。如果患者是自发性呼吸，要先局部麻醉后再经鼻孔插入。如果存在人工气道，支气管镜可以直接由气管内管插入。支气管镜检查广泛应用于吞咽障碍的患者，适应证如下。

（1）气管、支气管、支气管树的评估。

（2）分泌物潴留的诊断以及深部痰培养标本的抽取。对于难以清除的痰液，可以抽吸，防止气道阻塞，还可进行局部药物治疗。

（3）对于吞咽障碍的患者，行染色试验后可以在支气管镜下观察有无误吸。

（4）对于气管拔管后的患者，可以观察气管切口瘢痕的愈合情况。

（5）支气管镜下可以观察有无声带运动或声带麻痹等现象。

（6）可以观察有无上气道梗阻问题。

5. 肺功能测试　肺功能测试（lung function test）包括测量肺容量（lung capacities）、肺容积（lung volumes）以及吸气和呼气的流速。肺容量由两个或多个肺容积组成，分析相关参数，可以帮助区分阻塞型或限制型肺功能障碍，以及呼吸功能对日常生活的影响。评估时需要患者配合并尽力。也可以在使用支气管扩张剂前后各测一次，确定支气管扩张剂是否有效。肺功能测试详见表 9-4。

表 9-4　肺功能测试指标及意义

肺功能	容积测试	说明	意义
肺容积	潮气容积 (tidal volume, VT)	一次平静呼吸进出肺内的气量，正常成人约500ml	下降可能由于肺扩张不全、疲劳、限制型肺部疾病和肿瘤
	吸气储备容积 (inspiratory reserve volume, IRV)	正常平静吸气后，还能吸进空气的最大容量，2800~3300ml	下降提示有阻塞型肺部疾病
	呼气储备容积 (exspiratory reserve volume, ERV)	正常平静吸气后，还能呼出空气的最大容量，大约1000ml	用来估算残气量和功能残气量，下降可能有胸腔积液或气胸
	残气量 (residual volume, RV)	最大呼气后仍存于在肺内且不能被强迫呼出的容量，为850~1500ml	区分限制型和阻塞型肺疾病
肺容量	肺总量 (total lung capacity, TLC)	最大吸气后存在于肺的总容量，TLC=VT+IRV+ERV+RV，4900~6500ml	区分限制型和阻塞型肺疾病
	肺活量 (vital capacity, VC)	最大吸气后，慢慢完整的最大呼气容量，VC=VT+IRV+ERV，3800~5000ml	下降可能由于肺组织膨胀性下降或脑干呼吸中枢的功能减退
	功能残气量 (functional residual capacity, FRC)	正常平静吐气后，肺内仍存在的容量，FRC=RV+ERV，为1500~2700ml	区分限制型和阻塞型肺疾病，功能残气量维持肺的顺应性和肺泡、小气道的开放
	吸气容量 (inspiratory capacity, IC)	平静呼气后，一次吸入的最大容量，IC=VT+IRV，大约3600ml	下降提示有限制型肺部疾病
	残气量/肺总量	吸入肺最大的通气量中，不能呼出量的百分比	>35%提示阻塞型肺部疾病

　　临床上主要根据 VC 或最大通气量（maximum ventilator volume，MVV）实测值占预计值的百分比和第一秒用力呼气容积（forced expiratory volume in 1 second，FEV1%），判断肺功能的情况和通气功能障碍的类型。MVV 实测值占预测值的百分比低于 70% 为异常。该指标是临床上常用的通气功能障碍判定指标，受呼吸肌肌力和体力强弱，以及胸廓、气道和肺组织病变等因素的影响。

　　6. 换气功能的评价　换气功能是指在肺内空气转换的能力，主要通过肺活量计来评价（图 9-11）。方法一般为慢呼慢吸的肺量图检查和快速呼出的流量检查，也可使用简易的肺活量测定方法。具体方法为：取坐位，把小蜡烛等火源固定在离口 15cm 的距离之外，张口并通过急速的呼气将火苗吹灭。如果一次吹不灭，可分开数次进行。火苗被吹灭时的时间肺活量（即 1 秒量）为 1600ml/s。

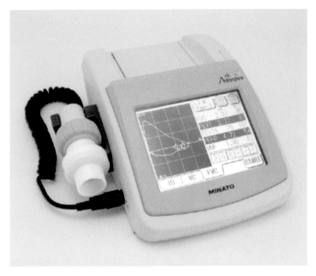

图 9-11　肺活量计

第二节　咳嗽功能评估

1. 咳嗽运动　咳嗽是一种清除气道阻塞的反射。咳嗽时，先深吸气，关闭声门，再做强而有力的呼气，使肺内压急剧上升；然后突然开放声门，呼出气在强大压力下急速冲出，呼吸道中的异物或分泌物也随之排出，故咳嗽可起到清洁呼吸道的作用。咳嗽运动主要依赖于腹肌的快速收缩和在此之前的吸入气量。

2. 咳嗽功能的评估　咳嗽功能是指机体排除气道内分泌物和异物的肺功能防御反应能力。咳嗽功能的评估通常使用最大呼气流量计（peak flow meter；图 9-12）检测用力肺活量。记录所显示的用力呼出时气量与气流速度的曲线，被称为流速气量曲线。各肺气量的水平反映呼气障碍和气道障碍的部位。用力呼气所产生的气量速度最高点被称作最大呼气流量（peak flow），反映中枢气道的阻塞性变化。

3. 咳嗽反射测试　咳嗽反射测试是为了解咳嗽反射是否存在的一种试验。咳嗽反射存在表示患者能够通过该反射防止食物进入气道深处，减弱或消失则意味着误吸或误咽的可能性大大增加。随意性咳嗽反射的产生需要有良好的理解力和良好的残存呼吸功能。随意性咳嗽是否完全可以从爆发性咳嗽音和腹肌的收缩来判断。如果在深吸气之后有爆发性的咳嗽音和明显的腹肌群收缩，则可判断随意性咳嗽反射正常。如果有腹肌收缩但听不到咳嗽音，应判断随意性咳嗽反射不全。如腹肌的收缩也不能确认，则应判定随意性咳嗽反射不良。如果是由于对指示的理解力不良而评价困难，可以判断随意性咳嗽反射不全，并附加上理解力不良的记录。

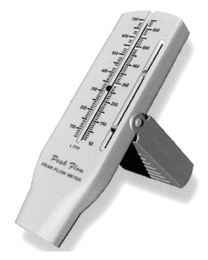

图 9-12　最大呼气流量计

（宫本明，宫本陈敏，许长城）

参考文献

［1］关川清一 . 吞咽前后的呼吸控制对易喝程度的影响 . 理学疗法科学，2009，24：381-385.

［2］Shaker R. Coordination of deglutition and phases of respiration: effect of aging, tachypnea, bolus volume, and chronic obstructive pulmonary disease. Am J physiol, 2003, 263: G750-755.

［3］Gross RD. The coordination of breathing and swallowing in Parkinson's disease. Dysphagia, 2008, 23: 136-145.

［4］Gross RD. The coordination of breathing and swallowing in chronic obstructive pulmonary disease. Am J Respir Crit Care Med, 2009, 179: 559-565.

［5］藤岛一郎 . 吞咽的机制 . 理学疗法，2006，23：1117-1123.

［6］马场尊，冈田澄子 . 咽下造影 .MB Med Reha, 2005, 57:1117-1119.

第十章　吞咽障碍患者误吸的评估

　　吸入性肺炎多起病隐袭。老年患者由于高龄或伴基础疾病，表现多不典型，常缺乏肺炎的典型症状，且发病率高，病死率高，并发症多。因此需要做详细的评估和观察记录。

一、主观评估

（一）主诉

　　1. 典型症状　大约 60% 的患者常以发热、咳嗽、咳痰为主诉。即使有症状亦轻微，仅表现为咳嗽无力，排痰困难，主诉痰为白痰或脓痰。咳大量脓臭痰则提示合并厌氧菌感染，形成肺脓肿所致。高热者极少，多表现为低热，体温在 38℃ 以下。发生寒战者少见，胸痛、咯血少见，典型的铁锈色痰极少见。气管食管瘘引起的吸入性肺炎患者可咳出食物残渣，进食后出现痉挛性咳嗽。

　　2. 不典型症状　患者及家属常诉说健康状况日渐恶化，表现为食欲不振、厌食、倦怠不适、活动能力下降、急性意识障碍、恶心、呕吐、体重减轻，尿便失禁甚至精神错乱等，或仅表现为原有基础疾病的恶化或恢复缓慢。老年人最早出现的症状常为呼吸加快、心动过速，呼吸困难常比其他临床表现早出现 3~4d，故吸入性肺炎的发病时间和持续时间很难确定。另有研究指出，由隐性误吸导致的肺炎占吸入性肺炎总数的 68%~90%，早期可无症状，部分患者以精神萎靡、食欲不振为首发表现，约占 23%，符合我们的临床观察。

　　3. 胃肠道症状　少数患者表现为胃肠道症状，如呕吐、腹泻、腹胀等，或与呼吸道症状并发。

（二）既往史

　　发病前多有引起误吸的病史及相关的危险因素，但应注意 29% 的患者为无明确误吸的症状表现，而是由睡眠或其他情况下隐性误吸所致。除误吸的危险因素外，尚需一定的内在或外在因素作用，才有可能发生吸入性肺炎。在问询病史时，应注意下列情况：①老年人，并伴免疫功能下降；②口腔细菌定植误吸（口腔护理较差）；③长期卧床；④进食不能自理；⑤多种疾病需使用多种药物，特别是镇静剂的长期、大量使用；⑥有吸入性肺炎史；⑦有呼吸道损伤史，如慢性阻塞性肺疾病。此外，特别应注意询问下列既往史。

1. 中枢神经系统疾病史　应了解并记录患者的中枢神经系统疾病史，如脑血管意外、帕金森病、阿尔茨海默病等常可引起吞咽障碍的疾病。正常人由于喉保护性反射和吞咽的协同作用，一般食物和异物不易进入下呼吸道，即使误吸少量液体，亦可通过咳嗽排出。在患者意识障碍时（如全身麻醉、癫痫发作、酒精中毒、麻醉过量或服用镇静剂后），咽部感觉迟钝，咳嗽反射减弱或消失，吞咽无力，常导致食物难于咽下而滞留于咽部甚至反流，增加了误吸和窒息的风险。

2. 食管病变史　了解患者有无食管病变，如食管失弛缓症、食管上段肿瘤、Zenker 食管憩室等。食管病变致使食物下咽后不能全部入胃，反流后进入气管。有无各种原因引起的气管 – 食管瘘，食物可经食管直接进入气管内（图 10–1）。

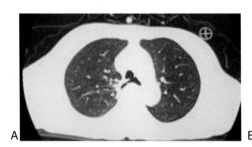
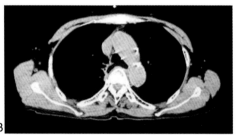
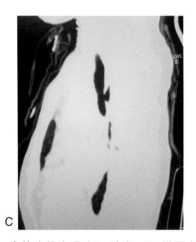

图 10–1　气管 – 食管瘘的表现（A.肺窗；B.纵隔窗；C.矢状位像）

3. 医源性因素　气管插管可直接损伤咽喉部，破坏了气道自然的防御功能和纤毛清除细菌的能力；削弱了咳嗽反射机制；阻碍了会厌和声门的关闭及吞咽功能的协调性；聚集在咽部的分泌物顺着插管进入声门之下，堆积在气囊之上，易流入气道。鼻饲管刺激咽引起呕吐，易误吸入气道，使鼻咽部的定植菌向下呼吸道转移。

4. 口腔疾病史　仔细询问患者有无口腔疾病，如牙龈炎、慢性疾病及牙齿退化或口腔卫生不良等。口腔问题可引起口咽菌群失调，使细菌在口咽寄植，导致吸入性肺炎的发病率升高。

二、客观评估

（一）体格检查

吸入性肺炎的体征与一般肺炎相似，但仍有其特殊性。体格检查时可有如下体征：典型的肺实变体征少见，病变部位可出现语颤增强，叩诊实音，听诊时部分患者可闻及肺部湿啰音或者干啰音。若出现脓胸时可呈胸腔积液的体征，如叩诊时呈浊音，听诊时呼吸音低，呈水泡音等。

（二）不同误吸的临床特征

1. 误吸的临床观察　若发生误吸，观察时应注意有无下列提示误吸的情况发生：①在进食过程中，嗓音发生改变；②在吞咽中或吞咽后咳嗽；③呼吸时发出痰声和咕咕声；④胸部及颈部听诊可闻及异常的呼吸音；⑤出现进食后突发呼吸困难、气喘，严重者可出现发绀，甚至呼吸停止的窒息表现。此外，需明确误吸是发生在吞咽前、吞咽中还是吞咽后。吞咽前误吸指的是在口腔准备期或口腔期，尚在咀嚼的食物残渣或碎屑直接落入咽腔或气道，在缺乏气道保护的情况下发生误吸；吞咽中和吞咽后误吸如上所述。

2. 化学性误吸　以下临床表现提示有吸入性肺炎的可能性：①突然发生的呼吸困难；②低热；③发绀；④肺部散在湿啰音；⑤严重的低氧血症；⑥胸片显示病灶及其周围浸润影。在客观评估时如发现上述临床表现，应高度怀疑患者有化学性吸入性肺炎，需要及时进行胸部影像学检查以明确诊断。胃内容物的 pH<2.5，误吸后会导致化学性肺炎。如果行支气管内镜检查，还会发现支气管红斑样改变，为胃酸腐蚀所致，详见本节"仪器检查"部分内容。

3. 细菌性误吸　有些吸入性肺炎的患者没有急性感染的症状，但会出现以化脓、坏疽为特点的并发症，提示有厌氧菌感染。若此种吸入性肺炎未经治疗，会演变为肺脓肿、肺坏疽、支气管胸膜漏、脓胸等。

厌氧菌感染后吸入性肺炎的主要临床特点如下：①症状进展缓慢；②存在误吸的危险因素；③无寒战；④咳出的痰标本培养阴性；⑤咳脓臭痰；⑥同时并存牙龈疾病；⑦胸部的 X 线或 CT 检查提示肺坏疽。

4. 气管-食管瘘　气管-食管瘘患者每次于进食后有呛咳、痉挛性咳嗽和气急。在患者精神状态差或神志不清的情况下，误吸时常无明显症状，但 1~2h 后突然发生呼吸困难，迅速出现发绀和低血压，常咳出浆液性泡沫状痰，或痰中带血，两肺闻及湿啰音，伴哮鸣音，严重者可发生呼吸窘迫综合征。

三、仪器检查

（一）吸入性肺炎的检查

1. 血常规　白细胞数量增高，一般在（10~15）×10^9/L，但有50%的患者白细胞计数增高不明显。但90%的患者有核左移，有时中性粒细胞内可见中毒颗粒。50%的患者有贫血。

2. 生化检查

（1）电解质紊乱：以低钠、低钾多见。当饮食不佳、呕吐、腹泻及应用利尿剂后尤甚。

（2）合并低蛋白血症：白蛋白<39g/L者，死亡率高，与此类患者抗感染能力降低有关。

（3）其他：血沉、C反应蛋白、降钙素原水平升高。

4. 病原学检查　病原学检查是诊断细菌性吸入性肺炎的重要依据，包括痰涂片、痰及下呼吸道分泌物涂片检查，痰、血及胸水的细菌培养。细菌检查特异性高，最常见的标本是痰及下呼吸道分泌物。

（1）取痰方法：为了获得确切的病原学依据，常用以下方法取痰标本。①经口留痰要先漱口3次，用力咳出深部痰，置无菌痰盒中立即送检，同时行痰涂片。鳞状上皮细胞<10/HP，白细胞>25/HP，或二者比值（白细胞/上皮细胞）<1:2.5，则该痰标本可信度高。②环甲膜穿刺吸痰法。③经纤维支气管镜加保护性毛刷取痰法。对部分重症或经验性治疗无效的吸入性肺炎，迫切要求可靠的病原学检查，但应在其他取痰法易受污染影响结果判断情况下使用。目前最常用的技术为纤维支气管镜检查（活检、灌洗、保护性毛刷取样）或经皮肺活检。此为侵袭性诊断技术，在有合并疾病的老年人中进行困难，危险性高。保护性毛刷和肺泡灌洗两种取材法，减少了标本被上呼吸道的污染。保护性毛刷取痰理想，灵敏度为70%，特异性为90%；肺泡灌洗取标本较广泛，故为首选方法。

（2）不同培养方法的评估：需要采用不同方法，有需氧、厌氧的特殊培养基培养。①直接痰涂片革兰染色镜检简便易行，合格的下呼吸道标本涂片镜检时可见明显的中性粒细胞吞噬细菌现象则有诊断价值（图10-2）。尤其是对肺炎链球菌、葡萄球菌及革兰阴性杆菌，借此可以判断痰中的优势菌是革兰阴性杆菌或革兰阳性球菌，其不受短时间内应用抗生素的影响，但支原体、衣原体、病毒、军团菌难以检出。②血和胸水及肺泡灌洗液培养准确性高，但阳性率低，如果培养结果阳性可以确诊为感染病原体。血清抗体检测常用于支原体、军团菌等难以分离的病原体，需时长，如恢复期抗体滴度有 4 倍以上升高提示感染。

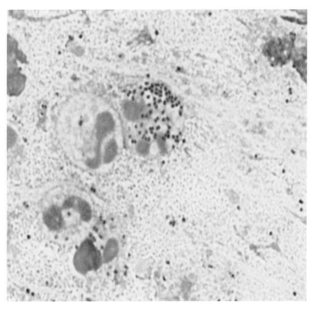

图 10-2　下呼吸道标本涂片镜检（可见中性粒细胞内吞噬了大量的细菌）

（3）注意事项：临床的实际情况是做出肺部感染或肺炎的诊断比较容易，但判断病原却比较困难。痰的细菌学检查是确定吸入性肺炎病原学诊断的重要方法，是选择恰当抗生素的依据，应尽可能在用抗生素前做此项检查。由于患者呼吸道排痰能力减弱，加之不能很好配合，故所留痰标本常不能代表下呼吸道的状况，故合格痰标本的采集很重要。

（4）临床经验：社区获得性吸入性肺炎的主要病原菌为肺炎链球菌；长期住院患者或护理机构患者吸入性肺炎的主要致病菌为革兰阴性杆菌，如鲍曼不动杆菌、铜绿假单胞菌、肺炎克雷白杆菌、大肠杆菌等，此外还可见金黄色葡萄球菌；真菌感染也很常见，多为继发性，与机体免疫力低下、长时间使用广谱抗菌药物致菌群失调有关；老年人吸入性肺炎多为混合感染，致病菌主要为革兰阴性杆菌和厌氧菌；厌氧菌也是吸入性肺炎的重要致病菌，发生误吸的原因主要是患者吸入含大量厌氧菌的唾液，不同研究中厌氧菌的检出率为 26%~100%。

5. 抗原物检测　常采用免疫荧光、酶联免疫吸附试验、对流免疫电泳、协同凝集试验等方法。应用抗生素后细菌被杀死，细菌培养为阴性，但其抗原物存在达 2 周以上，检出抗原物可做出病原诊断。此方法简便快速，可用于测定病毒支原体、细菌等感染，如军团菌肺炎可在血、痰、胸水、尿中应用直接荧光抗体染色法检出抗原。

DNA 探针与聚合酶链反应（polymerase chain reaction，PCR）为近年兴起的分子生物学技术，可用于感染性疾病的病原学诊断。DNA 探针可以直接检测到病原体抗原。PCR 是 DNA 体外扩增技术，使其敏感性提高，二者结合更增加了灵敏度和特异性，可用于病毒、衣原体等感染的检测。

（二）影像学检查

1. X 线表现　吸入性肺炎的 X 线表现多类似于支气管肺炎，表现为两肺广泛分布的小片状阴影，密度不均匀，边界不清，以肺门及两下肺显著，病灶也可融合成大片状。误吸后 1~2h 胸部 X 线可见两肺散在的不规则片状边缘模糊阴影。肺内病变分布与误吸时的体位有关，常见于中下肺野，右肺多见（图 10-3）。

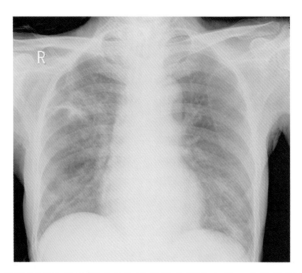

图 10-3　胸部正位片显示吸入性肺炎（左下肺野见多发斑点状、斑片状高密度灶，边界欠清）

发生肺水肿时，两肺出现的片状、云絮状阴影融合成大片状，从两肺门向外扩散，以两肺中内带为明显，与急性心源性肺水肿的 X 线表现相似，但心脏大小和外形正常，无肺静脉高压征象。如支气管有不同程度的阻塞，可出现肺不张或肺气肿。

刺激性气体吸入性肺炎在急性期表现为肺水肿、支气管炎和肺不张等改变，病情好转后肺部改变逐渐消散。

当有厌氧菌存在时，常见的后果为肺坏死形成空洞（即肺脓肿），或由于支气管胸膜瘘形成脓气胸，脓胸也常发生。胸部的放射线检查可显示受累肺段的病变。

2. CT 表现　吸入性肺炎的 CT 表现具有特征性，如炎症以下肺背侧为主，可表现为磨玻璃影、肺实变、支气管血管束增厚、胸腔积液及肺不张等。CT 检查发现气道内异物阻塞者为吸入性肺炎的直接征象，并可据此确定吸入物的类型和所在位置。如吸入液体时肺炎呈叶或段分布，当患者卧位时炎症常累及上叶后段和下叶背段，当患者直立位时炎症常累及右肺中叶和左肺上叶舌段。胸部 CT 可见右肺大片斑片状的阴影，甚至出现了一些纤维化的表现，这是吸入性肺炎反复发生的影像学表现（图 10-4）。

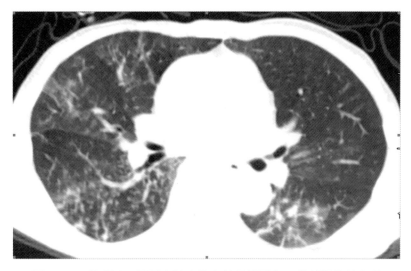

图 10-4　胸部 CT 可见右肺大片斑片状阴影和一些纤维化的表现

3. 吞咽造影检查　吞咽造影检查可见误吸物沿气管、支气管呈线条状或点状分布，可随呼吸或咳嗽时上下移动（图 2-8）。

误吸易侵犯肺段部位，在侧卧位时为下叶尖段或上叶后段，直立时则为两肺下叶。

（三）误吸的实验室检查

目前，临床对隐性误吸尚不能做出早期诊断，往往出现明显可见的误吸或肺部感染和肺损害才明确。由此可见，预防误吸的关键是在肺炎形成前进行早期诊断和早期治疗，对改善肠内喂养患者的预后也显得尤为重要。下面简述几种目前常用的方法。

1. 吞咽造影检查　可观察口腔、咽喉、食管的情况，提供一个动态的观察过程，明确渗漏、误吸或隐性误吸的存在与否及程度。

2. 纤维内镜检查　可在床旁进行，纤维支气管镜和纤维胃镜都是判断误吸较为精确的方法，同时在胃内注入染料来观察有无反流和误吸。此外，也可对胃内残留物容量进行测定，并在胃镜协助下将鼻饲管送入十二指肠和空肠，达到空肠喂养之效果。

3. 气管内分泌物糖含量检测　早在 1981 年 Winter-bauer 提出，一旦富含葡萄糖的肠内营养（enteral nutrition, EN）制剂进入呼吸道或咽喉部，该部位葡萄糖浓度则升高。这种检测类似于床旁检测血糖，一般易于完成。用吸痰管吸取咽喉部或气道内分泌物，用血糖仪及血糖试纸测量糖的含量。当气管内分泌物糖含量 >

20mmol/L，则提示发生了误吸。有报道发生误吸的患者，1/3 存在咽喉部误吸物高糖水平。然而该试验也存在不足之处，因胃酸与糖类成分混合后会出现假阳性；如EN 制剂中糖类成分不高或微量误吸，则测定就很困难。

4. 染料测试　一般将亚甲蓝作为主要染料。1999 年，Metheny 等对美国281 家医院 ICU 中实施 EN 的患者进行调查，发现 80% 的护士用染料混合入 EN制剂中，而只有 14% 的护士采用检测咽喉部血糖的方法。一旦发生误吸，蓝染食物会出现在呼吸道黏膜，严重者出现胸部蓝染，其灵敏度为 90%，但仍有一定的假阴性。另外，亚甲蓝对线粒体氧化代谢可能有损害，建议最大剂量为 10mg/d（详见第一章第三节）。

5. 胃内残留物容量　胃内残留物容量（gastric residua volumes，GRV）测定目前在多数医院中仍未很好开展。GRV 检测一般由护士完成。在禁食状态下，90% 的患者 GRV<10ml，最高为 100ml；重症患者禁食后为 92ml。目前，尚无确切依据能确定 GRV 阈值。一般而言，GRV<200ml，误吸率在 20%~26%；GRV>200ml，误吸率提高至 25%~40%。临床上一般将 GRV 界定在 200ml 以下，则误吸的发生率较小。GRV 检测要求每隔 4h 进行 1 次，持续 8~12h。采用注射器抽吸获得，并且在判断过程中还需注意与患者的体位有关。平卧位时胃液在胃底部，右侧卧位时贮于胃窦部。应经常移动导管位置，以利于正确评估 GRV。另外，GRV 还与腹部绷带、呕吐、腹腔内干扰程度等有关。

6. 核素标记　采用 Tc- 硫胶体注入胃内后，用核素扫描的方法，可得到胃及食管下段的显像，比较适用于安静状态时的微量吸入研究。也有学者将 Tc- 硫胶体置于咽部，嘱患者正常吞咽，观察气管和支气管有无显像，明确有无误吸。

7. 生物学标志物的检测　除以上方法外，还可以通过生物学标志物的检测来诊断误吸，如支气管肺泡灌洗液胃蛋白酶测定、吞噬脂质的肺泡巨噬细胞计数法、可溶性髓样细胞触发受体 -1 检测法、呼出气冷凝液白细胞三烯检测法、氨基甲酰磷酸合成酶 CPS-1、内皮素 ET-1、和肽素、支气管肺泡灌洗液 α 淀粉酶检测等（详见第七章第五节）。

（程璘令）

参考文献

［1］钟南山, 刘又宁. 呼吸病学. 2 版. 北京：人民卫生出版社，2012.

［2］黄选兆. 老年人误吸的临床探讨. 临床耳鼻咽喉科杂志，2005, 19:286-288

［3］Marik PE1, Kaplan D, et al. Aspiration pneumonia and dysphagia in the elderly. Chest, 2003,

124:328-336.

[4] DiBardino DM, Wunderink RG. Aspiration pneumonia: a review of modern trends. J Crit Care, 2015, 30:40-48.

[5] Marik PE. Aspiration pneumonitis and aspiration pneumonia. A clinical review. N Engl J Med, 2001, 34:665-671.

[6] 郑洪, 陈佳宁, 禹玺, 等. 老年患者吸入性肺炎临床特点及病原学分析. 中华医院感染学杂志, 2008, 18:372-375.

[7] 方荣, 施荣, 欧阳洋, 等. 老年吸入性肺炎的诊治策略. 中国急救医学, 2016, 36:126-129.

[8] 汪静, 程真顺. 老年吸入性肺炎临床危险因素及影像学分析. 临床内科杂志, 2013, 30:270-272.

[9] Winterbauer RH, Durning RB Jr, Barron E, et al. Aspirated nasogastric feeding solution detected by glucose strips. Ann Intern Med, 1981, 95:67-68.

[10] Metheny NA, Aud MA, Wunderlich RJ. A survey of bedside methods used to detect pulmonary aspiration of enteral formula in intubated tube-fed patients. Am J Crit Care, 1999, 8:160-167, 168-169.

[11] Bartlett Ellis RJ, Fuehne J. Examination of accuracy in the assessment of gastric residual volume: a simulated, controlled study. JPEN J Parenter Enteral Nutr, 2015, 39:434-440.

[12] Jaoude PA, Knight PR, Ohtake P, et al. Biomarkers in the diagnosis of aspiration syndromes. Expert Rev Mol Diagn, 2010, 10:309-319.

第十章 吞咽障碍患者误吸的评估

第十一章　吞咽障碍患者的营养评估

在吞咽障碍治疗期间，不能忽视营养评估和营养支持的重要作用。营养状况对康复有重要影响，不只是进食本身，还包括那些与经口进食伴随的社会心理因素和总体生活质量相关的因素。吞咽障碍的治疗不仅要求治疗小组确保吞咽安全，还应该让患者得到合理的营养，包括能量、蛋白质和各类必需营养素，获得充足的摄入量，以及满意的摄食和（或）饮用过程。如果没有及时采取合适的营养干预，吞咽障碍患者发生营养不良的风险是显而易见的。研究表明，营养不良是吞咽障碍患者常见的主要并发症之一，是导致预后不良的重要原因。因此，无论采取何种吞咽障碍的治疗，在治疗前、治疗中和治疗后都应该定期评估患者的营养状况，从而及时指导制订合理的营养支持和饮食方案。

第一节　吞咽障碍患者营养不良

营养是人体生长发育、组织修复和维持正常生理功能的物质基础，是患者得以康复不可缺少的条件。当人体处于健康状态时，在平衡饮食的基础上各类营养素能维持平衡；但当人体处于疾病状态时，则常因营养素摄入不足或不能满足需求的增加等原因而导致营养不良。

一、营养风险与营养不良

营养风险（nutritional risk）是指现存的或潜在的营养和代谢状况对疾病或手术有关的不良临床结局的影响。该定义所强调的营养风险是指与营养因素有关的出现不良临床结局（如并发症、住院日等）的风险，而不是出现营养不良的风险。该概念在 2002 年由欧洲学者提出。

中华医学会肠内肠外营养学会（Chinese Society of Parenteral and Enteral Nutrition, CSPEN）将营养不良（malnutrition）定义为因能量、蛋白质及其他营养素缺乏或过度，导致机体功能乃至临床结局发生不良影响，包括营养不足和肥胖。

美国肠内肠外营养学会（American Society for Parenteral and Enteral Nutrition, ASPEN）对营养不良的定义是一种急性、亚急性或慢性营养状态，表现为不同程度的营养过剩或者营养不足，导致机体成分改变以及功能减低，伴或不伴炎症活动。

营养不足（undernutrition）通常指蛋白质能量营养不良，即能量或蛋白质摄入不足或吸收障碍，造成特异性的营养缺乏症状。

营养风险筛查（nutritional risk screening）是临床医护人员用来判断患者是否需要进一步进行全面营养评定和制订营养治疗计划的一种快速、简便的方法。

营养评估（nutritional assessment）由营养专业人员对患者的营养代谢、机体功能等进行全面检查和评估，用于制订营养治疗计划，考虑适应证和可能的副作用。

营养支持（nutrition support）是指经口、肠道或肠外途径为患者提供较全面的营养素，目前临床上包括口服营养补充（oral nutrition supplement，ONS）、肠内营养（enteral nutrition，EN）和肠外营养（parenteral nutrition，PN）。

存在营养风险或营养不良患者，应结合临床制订营养支持方案。世界各地报道的住院患者存在营养不良和（或）营养风险的发生率为9%~60%。我国近年来全国性的研究表明，住院患者营养风险的发生率在30%~55%。

二、营养不良发生的原因与机制

机体发生营养不良的原因主要有机体摄入不足、胃肠道消化吸收不良和机体需要量相对增加三个方面。吞咽障碍尤其是神经系统所致吞咽障碍性营养代谢障碍问题是显而易见的，其原因可归纳为如下两个方面。

一是由于吞咽障碍而摄入不足。引起摄食障碍的因素包括意识障碍、吞咽困难、食欲缺乏、认知障碍、瘫痪、共济失调、心理因素等。

二是营养代谢障碍。因神经系统疾病或头颈部肿瘤术后所致吞咽障碍的患者，其营养代谢会发生不同程度的异常。以神经系统疾病为例，急性脑损伤后静息能量消耗（resting energy expenditure，REE）增加，并可持续1年之久。当脑损伤伴随异常运动时，能量消耗额外增加。如癫痫发作、去皮质或去大脑强直时，REE是基础代谢率（basal metablic rate，BMR）的260%~300%。发作间期的REE是BMR的140%，平均为191%；另外，糖原分解增加，血糖在24h内迅速增高，蛋白质分解增加，2周内难以达到正氮平衡，同时急性时相反应蛋白增高并持续3周，使肝脏合成白蛋白水平下降，血清低蛋白血症通常发生在脑损伤后的第1周，可能持续3~4周。

传统的营养代谢障碍的机制包括：蓝斑-去甲肾上腺素能神经元或交感-肾上腺髓质系统亢进，去甲肾上腺素、肾上腺素、胰高血糖素和胰岛素分泌增加。下丘脑-垂体-肾上腺皮质系统亢进，分解代谢激素（如促肾上腺素皮质激素释放因子、促肾上腺素皮质激素、糖皮质激素）分泌增加并高于合成代谢激素（如生长激素、甲状腺素 T3 和 T4）。肾素 – 血管紧张素 – 醛固酮系统亢进，醛同酮分泌增加；下丘脑、神经垂体亢进，抗利尿激素分泌增加，使糖原、蛋白质、脂肪分解增加，糖原异生增加，外周组织葡萄糖利用下降，水、钠潴留。

近来研究人员更加关注细胞因子（如肿瘤坏死因子、白细胞介素 6 和白细胞介素 8）以及体液介质（如前列腺素、肽类、白烯酸、一氧化氮）在营养代谢障碍中的作用机制，其作用增强，能与神经内分泌激素共同导致高能量代谢反应。脑卒中等神经系统疾病患者由于创伤所致应激反应，机体处于高分解代谢状态；而由于脑干、下丘脑受损导致的功能障碍，也极易诱发胃肠功能障碍或胃肠蠕动障碍，出现胃排空延迟或胃瘫的现象。同时，机体由于应激反应而发生胃肠黏膜缺血、缺氧性损害，容易引起消化道应激性溃疡、出血。吞咽障碍患者还常并发神经功能损伤或抑郁症，导致自主摄食障碍和消化吸收功能障碍，使营养素摄入不足，迅速造成负氮平衡，最终导致营养不良。

三、营养不良的分类

营养不良可根据蛋白质缺乏是否合并能量缺乏，分为单纯蛋白质营养不良、蛋白质 – 能量营养不良和混合型营养不良。

1. 蛋白质营养不良　见于严重疾病早期，因疾病的分解代谢明显增加而营养摄入不足，以致血清白蛋白、转铁蛋白降低（但可维持在正常范围内或正常低值），同时伴有机体免疫功能下降，但体重、三头肌皮褶厚度和上臂肌围可正常。

2. 蛋白质 – 能量营养不良　由于较长时间的蛋白质 – 能量摄入不足而逐渐消耗机体肌肉组织与脂肪，以住院患者常见，其特点是体重降低、三头肌皮褶厚度和上臂肌围变小，而血浆蛋白可维持在正常范围。

蛋白质 – 能量营养不良是吞咽障碍患者最常见的营养不良类型，易使肌肉疲劳，吞咽肌肉的神经肌肉功能改变，并导致吞咽困难的严重程度增加。

3. 混合型营养不良　由于长期营养不良而表现出上述两种营养不良类型的特点。骨骼肌蛋白质与内脏蛋白质均明显下降，内源性脂肪与蛋白质储备耗竭，伴有多种器官功能受损，是一种非常严重的、甚至危及生命的营养不良。

四、营养不良的结局

住院患者常常因为营养摄入不足、膳食营养搭配不当，尤其是吞咽障碍患者，膳食单一，经口摄入不足，导致营养不良。营养不良的存在，即营养素以及特殊营养物质的不足，将会导致身体的组成和脏器功能等发生变化，宿主的免疫功能受损，从而增加发生感染的概率和手术的风险。营养不良对疾病转归及医疗费用的负面影响已被许多研究者所证实，如手术后并发症的发生率和病死率增加，合并感染及多器官功能障碍，使某些治疗难以继续，住院时间延长，医疗费用增加。

（一）机体的整体免疫力下降

营养不良导致的感染性并发症的发生尤为突出，其原因主要是由于机体的整体免疫力下降。当机体处于轻度营养不良时，虽然生理功能及生化指标尚属正常，但其胸腺、脾脏等淋巴器官的组织形态、结构，以及免疫活性细胞的数量、分布、功能等都会发生改变，非特异性和特异性免疫系统功能均明显受损。具体表现为：①补体生成和激活受损；②细菌调理受损；③中性粒细胞功能减退，包括其趋化性和对细菌的杀伤力；④巨噬细胞功能受损，如对抗原表露和吞噬能力下降，前列腺素 E_2 生成增加，过氧化物生成减少；⑤淋巴细胞受损，包括淋巴细胞绝对数减少、抑制性 T 淋巴细胞与辅助性 T 淋巴细胞比例增加、免疫球蛋白生成受损。

（二）机体的局部防御力下降

营养不良不仅引起全身免疫功能下降，还导致机体局部防御力下降，尤其是呼吸道和胃肠道。当患者发生营养不良时，肺泡灌洗液中巨噬细胞的吞噬功能减弱，且数量减少，下呼吸道革兰阴性菌黏附和寄植增加，加之呼吸道黏膜上的纤毛清除功能减弱，限制了机体咳嗽和排出分泌物的能力，导致呼吸道感染的发生。除呼吸道外，肠道黏膜上皮分泌的分泌型免疫球蛋白 A 显著减少，不能与肠细菌和肠毒素结合，肠道屏障的功能减弱，通透性和细菌易位增加，胃肠源性感染的概率增加。营养不良还会导致机体分解代谢增加，阻碍伤口愈合，病原菌可经破损的黏膜或皮肤入侵，导致局部或全身性感染。有学者报道，通过对血清白蛋白、迟发性皮肤过敏反应等测定发现，营养不良患者的切口感染率为17.0%，无营养不良者仅为8.3%。对胃癌术后患者的研究显示，营养不良患者术后并发症的发生率为31.8%，而非营养不良患者仅为3.0%。

（三）并发症的发生率和死亡率增加

由于感染性并发症的发生，必然导致死亡率增加和康复期、住院时间延长。许多报道指出，患者的营养状况直接影响其住院时间。Edington 等对 800 例住院患者的营养调查结果显示，住院时间的延长与住院患者的营养不良程度呈正比。有学者对普外科住院患者的营养评价及预后分析也显示，营养不良患者的并发症发生率及死亡率均明显高于营养状况良好的患者，同时营养不良患者的住院时间明显长于营养状况良好者。从经济角度讲，并发症的发生和住院时间的延长必然导致住院支出明显上升。Braunschweig 等对 404 例成年住院患者的调查结果显示，营养不良患者的住院时间延长，且人均住院费用显著高于营养状况良好者，分别为

45 762 美元（1 美元 ≈ 6.9 元）和 28 631 美元。这些无疑都会加重社会、医院及家庭的负担。

（四）生活质量下降

营养不良还极大地影响了患者的生活质量。营养不良导致的极度疲劳常使患者平时喜爱的活动中断，患者的社会活动受到严重影响。严重的营养不良可能使患者时刻对自己的疾病和死亡感到恐惧，严重影响患者情绪，从而降低患者的食欲和对治疗的信心，进而加剧营养不良，影响治疗。

五、营养风险筛查的现状

营养不良及其所带来的临床后果非常惊人，然而在住院期间许多患者未能得到及时的营养评估和营养支持。CSPEN 曾对 5303 例患者的营养风险进行评估，涉及 6 个临床专科，其中包括来自胸外科和普通外科的 1947 例患者。研究发现，普通外科患者的营养不良发生率为 12.14%，存在营养风险的患者占 29.12%，而使用规范或不规范的营养支持的患者占被调查者总数的 39.16%。另一方面，许多存在营养不良风险的非外科患者尚未得到应有的临床营养支持，如消化内科、呼吸内科、神经内科的患者得到营养支持的比例仅占需要营养支持者的约 50%。有调查显示，41% 的患者病史中缺乏体重记录，高达 50% 的病史中缺乏营养相关记录。Rasmussen 等的调查也显示，仅 64.2% 的患者病史中有体重记录，其中仅 11.7% 的病史有近期体重变化的记录；而对于患者饮食摄入量的记录仅为 20%；营养不良患者中，仅 47% 的患者在入院时得到了及时的营养不良诊断和治疗。Lanoir 等的调查结果与之相近。在发生营养不良的住院患者中，仅 55.2% 得到相关的诊断和营养支持。

从配合临床治疗的角度而言，良好的营养状态有提高机体免疫力和促进伤口愈合的作用。有研究表明，早期的肠内营养支持有助于促进胃肠道功能的恢复，保护胃肠道黏膜屏障，防止感染性并发症，改善机体营养状况和患者的免疫功能。因此，采取合理的营养评估方法，及时了解吞咽障碍患者的营养状况，尽早实施营养干预，对于预防和治疗营养不良显得尤其重要。

第二节　营养状况评价

一、营养状况评价的目的与价值

运用各种手段准确了解某一人群（或个体）各种营养指标的水平，用于判定其当前的营养状况，称为营养调查。综合分析调查的结果后做出的判断称为营养评价。

营养评价的应用价值包括三方面：一是判断患者是否患有营养不良；二是评估营养不良的严重程度；三是用作评价营养支持措施的基准资料。

由于近代各种营养照护措施的应用，许多患者仅表现有不易察觉的摄入减少和隐约可感的体力不支，因营养不良症状或体征不明显，常常被临床医生和患者本人所忽视，早期得不到治疗。如果贻误治疗时机，已经出现中度甚至重度营养不良时，治疗效果就不甚理想。有一些患者虽经治疗有效，但所耗费的经济和时间代价却十分巨大。在一个良好的临床治疗方案中，应该自始至终都包括营养状况的评价及相应的营养支持。

二、传统营养评价法或客观评价法

早期营养状况的评价方法，主要有人体测量、生化指标检测和膳食调查三方面。人体测量学指标包括体重指数（body mass index，BMI）、肱三头肌皮褶厚度（triceps skin-fold，TSF）、上臂肌围（arm muscle circumference，AMC）、腓肠肌围（gastrocnemius circumferece，GC）等。

（一）体重和体重指数

体重（weight，Wt）与体内能量平衡密切相关，是营养评价中最简单、最直接、最可靠的指标，从历史一直沿用至今。一般认为，体重减少是营养不良的最重要的指标之一。但在住院患者中，很多情况下不容易得到准确的体重数据，如患者昏迷、瘫痪、水肿、巨大肿瘤等。而其他的体重测量手段，如测量床价格昂贵，不适合临床普及使用。很多医生是通过经验来估计患者体重，因而结果不一定可靠。体重的个体差异较大，随着病情的进展，体重的变化也较频繁，因而在营养评价过程中更重要的是观察体重的变化情况。一般认为，如果在3个月内体重下降超过平常的5%，6个月内下降超过10%，就可认为存在营养不良。

由于身高不同，体重的标准不同，因而单一的体重绝对值难以反映体重与营养状况的关系，故应采用身高和体重综合评价体重的标准。标准体重，也称理想体重，是维持健康状态最为有利的体重。计算标准体重的经验公式有许多，我国常用Broca改良式：标准体重（kg）= 身高（cm）－105。将实测体重与标准体重进行比较，用其差值占标准体重的百分数来评价营养状况。评价标准为：<20%，明显瘦弱或中重度营养不良；<10%~20%，消瘦；±10%范围内，正常；>10%~20%超重；>20%，肥胖。目前多用BMI来判定体重状况。BMI被认为是反映蛋白质热量营养不良以及肥胖症的可靠指标。国内、亚洲、欧洲等BMI的评价标准都不相同，甚至差别很大。2004年中国肥胖工作研究组根据中国人的体重特点，制订了中国人的 BMI 正常参考值范围为 $18.5\sim23.9kg/m^2$。若 BMI ≥ $24.0kg/m^2$ 则为超重，BMI<$18.5kg/m^2$ 为慢性营养不良。$17.0\sim18.5kg/m^2$ 为轻度营养不良，$16.0\sim16.9kg/m^2$ 为中度营养不良，<$16.0kg/m^2$ 为重度营养不良。临床上认为，BMI<$14.0kg/m^2$ 的危重症患者存活的可能性很小。

（二）肱三头肌皮褶厚度和上臂肌围

脂肪组织是机体储存能量的组织，皮下脂肪一般占全身脂肪含量的 50%，通过皮下脂肪含量可推算体脂总量，并能间接反映热能的变化。

1.TSF　可在一定程度上反映机体的脂肪量。测量 TSF 时，选择手臂肩胛峰与尺骨鹰嘴连线的中点，用左手拇指和其余 4 指将皮肤与皮下组织提起呈皱褶状，用皮下脂肪厚度计测量距拇指 1cm 处的皮褶根部的厚度，其值在一定程度上可反映机体的脂肪量。TSF 正常参考值男性为 8.3mm，女性为 15.3mm。实测值相当于正常值的 90% 以上为正常，80%~90% 为轻度亏损，60%~80% 为中度亏损，<60% 为重度亏损。

2.AMC　是评价总体蛋白储存和消耗状况的较可靠指标。测量上臂中点处的围长（arm circumference，AC）和 TSF，即可计算 AMC。计算式为：AMC=AC（cm）-3.14×TSF（cm）。AMC 的正常参考值男性为 24.8cm，女性为 21.0cm。实测值在正常值 90% 以上时为正常，80%~90% 为轻度亏损，60%~80% 为中度亏损，<60% 为重度亏损。

（三）血清白蛋白和前白蛋白

1.血清白蛋白　生化指标中血清白蛋白（albumin，ALB）是最重要和最常用的指标之一，其水平代表了内脏的蛋白质储存。血清白蛋白 <35g/L 可以诊断为营养不良。

Gilbride 和 Hester 认为，血清白蛋白是营养状态高度可靠的指标，血清白蛋白 <30g/L 的低蛋白血症是死亡的最单一的指标。但是，对于用血清白蛋白反映临床住院患者的营养状态也存在一些争议。危重患者在应激状态下血清白蛋白浓度的快速下降与全身毛细血管通透性增加、血管内白蛋白渗透至组织间隙以及快速补液造成稀释性低蛋白血症有关。Kung 等报道 ICU 患者入院 24h 内平均血清白蛋白浓度有明显降低。吴铁军等则认为 ICU 患者在第 2 天血清白蛋白水平降至最低，它的监测对危重患者至关重要。但是，也有报道在疾病急性阶段血清白蛋白水平很难反映实际营养状况，更多得是反映机体损伤的严重程度。那么，对于急性 ICU 患者是否需要每周测定血清白蛋白仍缺乏重要依据。实际上，在临床上它并不能作为立即反映营养状况改善的灵敏指标，这是因为白蛋白体库大（4~5g/ kg），生物半衰期长

（20d），从肠内补充营养制剂或静脉输注外源性白蛋白，1~2周难以看出白蛋白的变化情况，无改善预后的作用。同时，输注外源性白蛋白还会带来不利的生理影响，如抑制内源性白蛋白的合成、增加白蛋白分解、增加血管负荷、减弱凝血机制和水钠潴留等。因此，将白蛋白作为营养支持的一部分或作为慢性低蛋白血症的常规治疗是不合适的。

2.血清前白蛋白（prealbumin，PA） 的体库很小，生物半衰期短（1.9d）。在任何急需合成蛋白质的情况下，前白蛋白都迅速下降，故在判断蛋白质急性改变方面较白蛋白更为敏感。陈焕伟等的研究亦证明血清前白蛋白浓度在肠外营养1周后呈显著升高，而白蛋白则无改变。目前对营养不良或存在营养不良风险的患者连续或每周测定前白蛋白的观点已被多数学者认可，这样可以更好地监测营养支持的效果。

如果临床上必须输注外源性白蛋白时，若仍使用血清白蛋白进行营养评定，其结果可能会受到影响。Vanlandillgham 等研究了肠外营养支持时血清蛋白质的改变与添加外源性白蛋白的关系，发现在补充白蛋白后机体虽仍处于负氮平衡状态，但血清白蛋白却出现升高，而前白蛋白值则无变化。因此提出了在输注白蛋白时宜选用前白蛋白而非白蛋白作为营养评价的指标。

然而，很多疾病状态可对血清前白蛋白浓度产生影响，使其应用受到限制。造成其升高的因素主要包括脱水和慢性肾衰竭，降低因素包括水肿、急性分解状态、外科手术后、肝脏疾病、感染和透析等。所以如果有可能，同时检测血清转铁蛋白、血清视黄醇结合蛋白和纤维结合蛋白，多个血浆蛋白指标综合评价是消除受多种疾病状态干扰的最好办法。血清转铁蛋白（transferrin，TFN）在肝脏合成，生物半衰期为 8.8d，且体库较小，约为 5.29g/kg。在高蛋白摄入后，TFN 的血浆浓度上升较快。TFN 的测定方法除放射免疫扩散法外，还可利用 TFN 与总铁结合力（total iron-binding capacity，TIBC）的回归方程计算。血清视黄醇结合蛋白（retinol-binding protein，RBP）在肝脏合成，其主要功能是运载维生素 A 和前白蛋白。RBP 主要在肾脏代谢，其生物半衰期仅为 10~12h，故能及时反映内脏蛋白的急剧变化。但因其反应极为灵敏，即使在很小的应激反应下其血清浓度也会有所变化。胃肠道疾病、肝脏疾病等均可引起血清 RBP 浓度的降低。因此，目前 RBP 在临床的应用尚不多，其正常值标准也未确定。除此之外还可以参考甘油三酯、胆固醇、血红蛋白、淋巴细胞计数等各项指标，根据其参考值对营养状况进行判断。

（四）氮平衡和血浆氨基酸谱

氮平衡（nitrogen balance，NB）是反映一定时间内蛋白质合成与分解代谢动态平衡的一个重要指标，是评价机体蛋白质营养状况的最可靠与最常用指标。对于住院患者来说，在一般膳食情况下大部分氮的排出为尿素氮，约占排出氮总量的 80%，所以氮平衡常采用下列公式计算：氮平衡 = 蛋白质摄入量（g）/ 6.25 −［尿素氮（g）+ 35］。蛋白质的摄入包括经口摄入、经肠道输入及经静脉输入，其摄入量均可测定。最好采用经典的微量凯氏定氮法定量来推算蛋白质的摄入量，亦可采用一些较新而方便的方法（如化学荧光法等）测定。无论采用何种营养支持，氮平衡是检测营养支持合理与否的重要指标。氮平衡的计算要求氮的摄入量与排出量都要准确收集和分析。但是，尽管 24h 尿素氮容易被测定，但精确度不高。

在重度蛋白质热量营养不良时，血浆总氨基酸值明显下降。不同种类的氨基酸浓度下降并不一致。一般来说，必需氨基酸（eddential amino acid，EAA）下降较非必需氨基酸（non-eddential amino acid，NEAA）更为明显。在 EAA 中缬氨酸、亮氨酸、异亮氨酸和甲硫氨酸的下降最多，而赖氨酸与苯丙氨酸的下降相对较少。在 NEAA 中大多数浓度不变，而酪氨酸和精氨酸出现明显下降，个别氨基酸（如胱氨酸等）浓度还可升高。因而通过描述血浆氨基酸谱及其变化情况，也可反映机体的蛋白质营养状况。

（五）膳食评价

膳食评价包括简要病史和膳食史调查、膳食习惯、食欲、能量及营养素需要量和摄入量估计、食物禁忌及过敏等。临床上针对个体的膳食调查方法常采用 3d 24h 回顾法和食物频数法，并根据年龄、性别、餐次及三餐热能分配比例计算每人每日食物摄入量，能量及各种营养素摄入量，并与中国居民膳食营养素参考摄入量（dietary reference intakes，DRIs）进行比较。

传统营养评价法是简单地对一些基础指标的检测，存在许多明显不足的地方，如繁琐耗时，人体测量学指标缺乏精确度和灵敏度，生化指标灵敏度较差，且易受饮食和应激的影响。另外，各项指标以各自的参考值为标准，没有一个整体的评分标准，可能有依据各项指标参考值所得结论不一的情况，且较少能对营养不良状况的程度进行分级。鉴于此，临床上更多的是采用综合评价的方法，如主观全面营养评价法、简易营养评价法等。

三、主观全面营养评价法和改良的主观全面营养评价法

主观全面营养评价法（subjective global assessment，SGA）是 Detsky 和 Mclaughlin 在 1987 年首先提出的，最初用于评价住院患者的术后营养状况，在预测术后感染的发病率及死亡率方面具有较高的灵敏度（82%）和特异性（72%），

而目前多用于对营养不良相关并发症危险性的评估。SGA 适用于住院患者、门诊患者，也适用于肿瘤患者。住院患者在入院 1 周内由医生或护士调查完成，其评估包括病史回顾和体格检查两方面，共 8 个项目。

病史回顾包括 5 项，各项按程度分为 3 个等级：①近 6 个月的体重下降程度，A 为 <5%，B 为 5%~10%，C 为 >10%。若患者在最近 6 个月内体重有明显减轻，但在最近有所增长（不计水肿与腹水），也应被当作营养良好。②饮食变化，A 为无变化，B 为减少不明显，C 为明显减少且时间 >2 周。③消化道症状（主要包括厌食、恶心、呕吐、腹泻等，要求其发生时间长于 2 周），A 为无，B 为偶有，C 为持续 >2 周或频繁出现。④生理功能状态，A 为无明显乏力，B 为明显乏力、活动减少，C 为活动不便、多卧床。⑤所患疾病及其引发的营养需求变化（根据能量需求增加或减少的程度），A 为代谢率正常，B 为代谢率中等适度增高，C 为代谢率增高明显。

体格检查包括 3 项，各项按程度分 4 个等级：正常、轻度、中度和严重。①皮脂消耗程度，测量眼下、肱二头肌、肱三头肌和胸部 4 个部位的皮下脂肪改变情况。②肌肉消耗程度，测量颞部、锁骨、肋骨、肩胛骨、股四头肌、腓肠肌、膝关节和骨间的肌肉消耗情况。③体液平衡情况，有无水肿和腹水及严重程度。通过以上测评后可将患者营养状况分为 3 个等级：A 为营养良好，B 为轻中度营养不良，C 为重度营养不良。目前有了多种针对不同对象的 SGA 改良营养评价法，如用于癌症患者的源自患者的主观全面营养评价法（patient-generated subjective global assessment, PG-SGA）。

SGA 的主要优点是重复性强、操作简易，而不需要任何生化分析，医生和护士的评价吻合率可达 90%。缺点是其重点放在营养物质摄入及身体组成的评估上，没有考虑到内在的蛋白质水平，导致其不能评价表面上营养良好甚至肥胖，但存在内脏蛋白质缺乏的患者的营养问题。其次，与 BMI、AMC 等传统指标的相关性较低。另外，SGA 在很大程度上依赖评价者对有关指标的主观判断，无客观评价指标和标准，如在体重减轻、肌肉萎缩、饮食方式等项目中主观因素占主导地位，影响了 SGA 的准确性。

四、简易营养评价法和简易营养评价精法

（一）简易营养评价法

简易营养评价法（mini-nutrition assessment, MNA）是 1996 年由 Guigoz 和 Vallas 等提出的，量表详见表 11-1。我国于康和陈伟较早地采用 MNA 法进行调查，结果显示我国外科老年住院患者中营养不良的发病率高达 41.6%，有发生营养不良

风险者占 20.8%，两者均显著高于中青年患者。MNA 用于对营养状况进行分级评估，并可作为饮食估计及营养干预的衡量指标，具有很高的灵敏度（96%）、特异性（98%）和准确度（97%）。该方法专为老年患者设计，在患者刚入院时由医生调查完成，内容包括 18 项条目，涉及 4 个方面：①人体测量，包括 BMI、AC、AMC 和近 3 个月体重丧失共 4 项。②整体评定，包括生活类型、医疗及疾病状况（如消化功能状况等）、用药情况、有无神经精神异常等 6 项。③膳食问卷，包括食欲、食物数量及种类、餐次、摄食行为模式、有无摄食障碍等。④主观评定，包括对自身健康及营养状况的评价。上述 18 项评分相加为总分（共 30 分），可分为 3 个等级：营养状况良好（MNA ≥ 24 分），存在发生营养不良的风险（17 分 ≤ MNA ≤ 23.5 分），有确定的营养不良（MNA<17 分）。

表 11-1　MNA 调查表

指标	分值	标准	分值	标准	分值	标准	分值	标准
一、人体指标								
1. BMI（kg/m^2）	0	< 19	1	19~21	2	21~23	3	≥ 23
2. 上臂肌围（cm）	0	< 21	0.5	21~22	1	> 22		
3. 腓肠肌围（cm）	0	< 31	1	≥ 31				
4. 近 3 个月体重丧失	0	> 3kg	1	不知道	2	1~3kg	3	无
二、整体评价								
5. 住院或疗养院	0	是	1	否				
6. 每天用药超过 3 种	0	否	1	是				
7. 近 3 个月有应激或急性疾病	0	是	2	否				
8. 活动能力	0	卧床	1	能活动但不愿活动	2	外出活动		
9. 神经精神疾病	0	严重痴呆或抑郁	1	轻度痴呆	2	没有		
10. 压疮或皮肤溃烂	0	是	1	否				
三、饮食评价								
11. 每天餐次	0	1 餐	1	2 餐	2	3 餐		
12. 选择代表蛋白质摄入	0	无或每天至少食 0.5 用 1 次奶制品	0.5	每周食用 ≥ 2 次鸡蛋	1	每天食用肉、鱼、家禽		
13. 每天食用 ≥ 2 次水果或蔬菜	0	否	1	是				
14. 近 3 个月有无食欲减退、消化不良、咀嚼吞咽困难等引起进食减少	0	严重进食减少	1	中度进食减少	2	无		

指标	分值	标准	分值	标准	分值	标准	分值	标准
15. 每天饮水量（开水、茶……）	0	少于 3 杯	0.5	3~5 杯	1	> 5 杯		
16. 进食能力	0	依赖别人帮助	1	能自行进食，但有困难	2	可自行进食		
四、自我评价								
17. 自觉有无营养不良	0	严重营养不良	1	不知道或中度营养不良	2	无		
18. 你所认识的同龄人怎样评价你的健康状况	0	不太好	0.5	不知道	1	不错	2	很好

注：*1 杯 ≈ 200ml

MNA 的优点包括专门针对老年患者而设计，无任何创伤性检查，具有很高的灵敏度、特异性和预测性。它既是筛选工具，又是评估工具，与传统的人体营养评定方法及人体组成评定方法有良好的线性相关性，不需要生化检测，可在床旁检测，简便快捷，可在 10min 内完成。最重要的意义在于它可以鉴别出营养潜在不良的老年患者，而处于这一时期的患者在传统营养测定指标中的体重和血清蛋白方面并没有发生明显变化，鉴定后可以通过营养调节介入而阻止营养不良情况的恶化。

MNA 也存在以下不足之处：有些项目需要调查者经过训练才能获得；有关每日是否进食蛋白质及水果、蔬菜，只为定性，没有定量；有些项目为自主评价，而患者有时不能给出明确答案，如对痴呆或昏迷的患者进行 MNA 测试时由于较多问题的答案只能选择"不知道"，从而无形中降低了 MNA 的分值，造成假阳性率增高；未进行适应对象的研究，MNA 是否均能应用于低龄和高龄老年人，是否适应于各种疾病及病情程度不同的患者等这些问题并不明确。

MNA 项目详细，包括人体测量指标、整体评估、饮食评估及主观评估四部分，可以提供足够多的信息，因而更适合于科研。在实际的使用中，应注意以上的问题，如可将简易营养评价法第 17 项问题的自我评价改为他人（如医生）评价，以减少假阳性率，进行适应人群的研究，定性与定量相结合等。另外，由于 MNA 是依据白种人而设计的，某些指标的值可能并不完全适用于亚洲人，因此应用时为使其仍能保持较高的灵敏度和特异性，应对其营养程度判定的界定值做出略微调整，这方面的工作还需要大量临床研究和探讨。

（二）简易营养评价精法

简易营养评价精法（short form mini-nutrition assessment, MNA-SF）是

Rubenstein 和 Harker 等为更进一步简化 MNA，将 MNA 量表中 18 条项目与 MNA 结果进行相关分析，得到 6 条相关性很强的条目：①食欲，0= 严重缺乏食欲，1= 中等程度缺乏食欲，2= 食欲良好。②近 3 个月体重下降程度，0= 下降超过 3kg，1= 不知道，2= 下降 1~3kg，3= 没有下降。③急性疾病或心理压力，0= 有，2= 无。④活动程度，0= 限于床或椅上，1= 能离开床或椅但不能外出活动，2= 能外出活动。⑤神经精神疾病，0= 严重痴呆或抑郁，1= 轻微痴呆，2= 没有精神疾病。⑥ BMI，0=BMI <18.5kg/m^2，1=18.5kg/m^2 ≤ BMI <21.25kg/m^2，2=21.25kg/m^2 ≤ BMI <24kg/m^2，3= BMI ≥ 24kg/m^2。各项评分相加为总分（14 分），分值 ≥ 11 分为正常，<11 分为营养不良。MNA-SF 量表详见表 11-2。

表 11-2 MNA-SF 调查表

指标	分值	标准	分值	标准	分值	标准	分值	标准
1 近 3 个月体重丢失	0	> 3kg	1	不知道	2	1~3kg	3	无
2 BMI（kg/m^2）	0	< 19	1	19~21	2	21~23	3	> 23
3 近 3 个月有应激或急性疾病	0	否	2	是				
4 活动能力	0	卧床	1	能活动但不愿活动	2	外出活动		
5 神经精神疾病	0	严重痴呆或抑郁	1	轻度痴呆	2	没有		
6 近 3 个月有无食欲减退、消化不良、咀嚼吞咽困难等原因引起	0	食欲严重减退	1	食欲轻度减退	2	无		

MNA-SF 是在 MNA 基础上简化而提出的评价方法。由于 MNA 和 MNA-SF 对营养状况等级划分不一致，不能对两者直接进行比较。有学者将 MNA 法中营养不良和潜在营养不良合并后，再进行比较。MNA-SF 若将患者判为营养不良，则 MNA 肯定不会判为营养正常，但可能判为潜在营养不良；MNA 若将患者判为营养不良，则 MNA-SF 也肯定会判为营养不良；而有一小部分潜在的营养不良患者也可能被 MNA-SF 判为营养正常。总体上，两者相关性极强，吻合率高，与 Rubenstein 等的研究一致。该研究亦显示 MNA-SF 不论与 MNA 还是和传统营养评价法都有较好的相关性，更表明了 MNA-SF 的可靠性。MNA-SF 大大简化了MNA，调查条目由 18 条减少到 6 条。项目中只有 BMI 需要进行测量，其余项目均可在病史询问中获得，调查时间也由 10min 缩短至 3min，避免了上述 MNA 量表中存在的不足，临床应用更为方便，尤其适合卧床的患者。

MNA-SF 不仅与 MNA 有很好的相关性，且在评价营养不良上有较好的特异性（96%）和准确度（87.5%）。这种简化的 MNA 避免了需要经过训练才能准确测量的三角肌皮褶厚度、腓肠肌围的结果，并且去掉了很多包含"不知道"答案的条目，即方便又减少了假阳性。因此，MNA-SF 较 MNA 更适合于临床诊断，而且诊断上假阳性率更低。MNA-SF 的缺点有：只能对营养不良的评定回答"是"或"否"，而不能对营养不良的程度做出评估；灵敏度仅为 85.7%，可能会漏诊。所以当 MNA-SF 分值在 11~12 分时，不能急于得出营养正常的结论，应参考人体测量指标及生化指标或追踪观察。基于 MNA-SF 的以上 2 个缺点，Guigoz 提出 MNA 的操作分两步进行：首先，使用 MNA-SF，用于广泛筛选营养不良高风险的人群。若评定结果 ≥ 12 分，说明营养状况良好；若 ≤ 11 分，说明存在营养不良的风险，并且需要进一步用 MNA 法进行评定。其次，若有需要，使用 MNA，可对营养不良的情况及严重程度做进一步评估。

综上所述，MNA 和 MNA-SF 均是可靠的、适于老年人和肿瘤患者营养状况的评价方法。MNA 调查项目较详细，更适合于科研；而 MNA-SF 更简便快捷，比较适用于临床。

五、营养不良通用筛查工具

营养不良通用筛查工具（malnutrition universall screening tool，MUST）是由英国肠外肠内营养协会营养不良咨询组于 2003 年提出的。MUST 的评价指标包括：① BMI 评分；②近 3~6 个月内体重下降程度评分；③急性疾病对饮食的影响评分。每一个单项分值为 0~2 分。总分 0 分为低营养风险状态，但有必要定期进行重复筛查；1 分为中等营养风险状态，需要患者记录 3d 内饮食情况，然后进行复查；≥ 2 分为高营养风险状态，有必要对患者进行营养干预和相关监测。Stratton 等研究提示 MUST 与 MNA、SGA 等其他营养评估工具相比有很好的一致性，能够预测患者的死亡率和住院时间。MUST 的特点是操作极为简单，仅需完成身高和体重的测定，因而非常适用于对住院患者进行营养状况的初步筛查。而且 MUST 将急性疾病对饮食的影响纳入考虑范围，能够体现短期内营养状况的急剧变化。

六、营养风险筛查方法

除单一指标外，虽然近 20 年中发展了数种复合营养评定工具，如主观全面评定（SGA）、简易营养评价法（MNA）和简易营养评价精法（MNA-SF）等。但直到 2002 年，对于在住院患者中应该使用何种评价工具，一直缺乏共识。原因在于，没有一种工具能够在筛查出营养不良的同时，对营养不良、住院患者疾病结局和临床营养支持的关系做出提示，也不能显示患者是否可从营养支持中获益，当然也缺乏基于循证医学原则的系统评价依据。例如，BMI 可反映身高–体重的关系，但单纯使用 BMI 难以反映机体功能损失的关系。BMI 是一个"断面"指标，无法反映体重和营养摄入的历史变化趋势，更不能提示是否给予营养支持与结局的关系。此外，对于有明显水肿和胸腹水的患者，BMI 并不能代表真实的身高 – 体重关系。

2002 年，欧洲肠外肠内营养学会（The European Society of Enteral and Parenteral Nutrition，ESPEN）发表了一种新的营养评定工具——营养不良风险筛查方法 2002（nutrition risk screening 2002，NRS2002）。NRS2002 的特点为简便、易行、无创、费用低，其中最突出的优点是可以对是否存在营养不良的风险进行评价，并由此确定是否需要进行营养支持。NRS2002 结合人体测量（使用 BMI）、疾病结局与营养支持的关系、近期体重变化以及近期营养摄入变化 4 项指标，采用评分方法，以 NRS2002 评分 ≥ 3 分作为营养不良风险的标准。ESPEN 将 128 项临床随机对照研究（randomized controlled trial，RCT），按照患者是否达到营养不良风险的标准分类，采用多元回归分析发现，NRS2002 评分 ≥ 3 分的患者，其良性临床结局与营养支持的相关性也更高。此外，肠外营养亦比肠内营养有更高的与良性临床结局的相关性（表 11-3，图 11-1）。

表 11-3　选择 NRS2002 评分 ≥ 3 为营养不良风险的统计学基础

NRS 评分	合并所有（n=128）		RCT 肠内营养或经口喂养 RCT（n=56）		肠外营养（n=71）	
	LR	95% 可信区间	LR	95% 可信区间	LR	95% 可信区间
≥ 2	1.1	1.3~1.0	–	–	–	–
≥ 2.5	1.4	1.7~1.2	1.6	2.2~1.1	1.3	1.6~1.0
≥ 3	1.7	2.3~1.2	2.9	5.9~1.4	1.4	1.9~1.0
≥ 3.5	2.4	4.4~1.3	7.7	55.3~1.1	2.1	4.4~1.1
≥ 4	5.0	16.8~1.5	8*	–	4.2	15.2~1.1

注：将 128 项随机对照研究的受试者按 NRS2002 评定后，以不同分值作为临界点用作营养风险诊断的阳性似然比（likelihood ratio，LR），以患者接受营养干预后是否会获得良性结局作为诊断金标准；* 该项中所有 6 个研究的干预结局均为良性结局

NRS2002 总评分包括三个部分的总和，即：疾病严重程度评分 + 营养状态降低评分 + 年龄评分（若 70 岁以上加 1 分）。

1. NRS2002 对于营养状况降低的评分及其定义　0 分：正常营养状态。轻度（1 分）：3 个月内体重丢失 5% 或食物摄入为正常需要量的 50%~75%。中度（2 分）：2 个月内体重丢失 5% 或前一周食物摄入为正常需要量的 25%~50%。重度（3 分）：1 个月内体重丢失 5%（3 个月内体重下降 15%）或 BMI < 18.5 或前一周食物摄入为正常需要量的 0~25%。（注：3 项问题任意一个符合就按照其分值，几项都有按照高分值为准）。

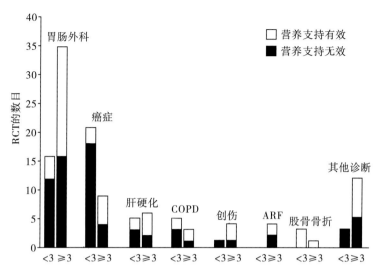

图 11-1　营养风险评分与临床结局（以不同疾病为亚组时，≥ 3 为有营养不良风险的循证基础。COPD：慢性阻塞性肺疾病；ARF：急性肾功能不全）

2. NRS2002 对于疾病严重程度的评分及其定义　1 分：慢性疾病患者因出现并发症而住院治疗。患者虚弱但不需卧床，蛋白质需要量略有增加，但可以通过口服补充来弥补。2 分：患者需要卧床，如腹部大手术后，蛋白质需要量相应增加，但大多数人仍可以通过肠外或肠内营养支持得到恢复。3 分：患者在重症病房中靠机械通气支持，蛋白质需要量增加而且不能被肠外或肠内营养支持所弥补，但是通过肠外或肠内营养支持可使蛋白质分解和氮丢失明显减少。

3. 评分结果与营养不良风险的关系　总评分≥ 3（或胸水、腹水、水肿且血清白蛋白 < 35g/L 者），表明患者有营养不良或有营养不良的风险，即应该使用营养支持。总评分 < 3 分，每周复查营养评定。以后复查的结果如果≥ 3 分，即进入营养支持程序。如患者计划进行腹部大手术，就在首次评定时按照新的分值（2 分）评分，并最终按新总评分决定是否需要营养支持（≥ 3 分）。

2002 年以后发表的一项 212 个中心参加的临床研究表明，NRS2002 在预测营养不良风险和患者对营养治疗的反应方面，具有其他工具所不可比拟的优势，从而被推荐为住院患者营养不良风险评定的首选工具。Starke 等研究发现通过 NRS2002 筛查出有营养风险的患者，并对其进行营养干预，可以明显降低其感染并发症的发生率以及再入院率。近年来，类似许多的研究，如心血管病、恶性肿瘤疾病治疗研究中也证实了 NRS2002 与患者并发症发病率、死亡率等具有显著关联。最近一个系统评价中也明确 NRS2002 可以很好地预测成年住院患者的临床结局。

需要指出的是，对于不能确切测量出身高和体重的少数患者（如严重水肿患者），由于无法得到可靠的 BMI 数据，因此国外暂时应用 AMC（国内无公认的正常值，国外正常值也不稳定），国内暂时应用血清白蛋白水平（国内有正常值）加以评估。目前欧洲应用的 NRS2002 有较好的循证基础，可以预测营养不良风险，已经开始在欧洲和国内部分大医院应用。

CSPEN 在营养支持适应证指南中提出，有营养风险的住院患者才有临床营养支持的适应证，住院患者按照 NRS2002（ESPEN）评分 ≥ 3 分者即有营养不良的风险，需要进行营养支持（A 类证据）。目前推荐使用 NRS2002 作为评估是否存在营养不良风险的工具（A 类证据）。最近，ASPEN 及美国重症医学学会在 2016 年发表的指南中，推荐 NRS2002 作为重症患者的营养筛查工具之一。

七、针对不同群体营养状况评价的现状

（一）无营养不良风险患者

国外多项随机对照研究和系统评价结果显示，对于大多数无营养不良风险的患者，围术期接受单纯的糖电解质输液已经足够，此类患者采用肠外营养支持可能会导致感染和代谢并发症的增加，并增加不必要的医疗费用。国内文献尚未发现有对比糖电解质输液与肠外营养支持对患者临床结局影响的随机对照研究。显然，决定患者是否使用肠外营养支持的一个决定性因素是有无营养不良风险，这就需要用到营养评价的方法。

（二）住院患者

在世界范围内，住院患者的营养不良及其评价方法依旧是一个值得重视的问题。Pablo 在欧洲完成的调查显示，以不同方法评价营养状况的结果有所差异，其中以主观评价方法评价，有 63.3% 的住院患者存在营养不良。Correia 以同样方法完成的调查显示，营养不良的发生率为 55%。以营养危险指数（nutrition risk index，NRI）评价，则有高达 90% 的住院患者存在不同程度的营养不良。澳大利亚 Ferguson 等应用营养不良筛选工具（malnutrition screening tool，MST）评价结果显示，住院患者营养不良的发生率为 28%，远低于前两项评价结果。Gonzalez 以人体测量和实验室指标进行综合评价，结果显示 55% 的住院患者存在轻度营养不良，中、重度营养不良分别占 28.3% 和 0.8%，仅有 12.5% 的患者营养状况正常。微型营养评价法对年龄 >65 岁的老年住院患者的营养调查显示，营养不良发生率为 50%。上海中山医院报道，以不同营养指标评价普外科患者得出的营养不良发生率（20.5%~55.8%）存在一定差距。由此可见，采用不同方法评价营养状况和判断

营养不良，结果会有一定差异，从而引申出的问题是究竟哪种评价方法更具可信性、实用性和可操作性。

（三）吞咽困难患者

目前尚无针对吞咽困难患者专门的营养筛查工具。如果患者存在营养风险，需要请营养师进行更准确的营养评估。营养评估是指采用一个全面方法来诊断营养问题，应用一系列指标，如药物、营养、就医史、体格检查、人体测量以及实验室资料，以便确定营养不良的原因，根据评估结果制订干预计划。目前尚未有国际公认的诊断吞咽障碍患者营养不良的金标准，也没有特异性的应用于吞咽障碍患者的营养状态评价工具。

第三节　营养评估小组

一个全面的吞咽障碍治疗方案的制订，需要成立一个由 6 人构成的营养评估和支持小组，包括主管医生、护士、营养医生、语言治疗师、作业治疗师和物理治疗师。根据近年来提出的"4P"医学治疗模式，即预防性（preventive）、预测性（predictive）、个体化（personalized）和参与性（participatory），比过去的"3P"医学模式多了"参与性"，强调患者本体包括家属参与到疾病的预防和治疗中来。为了更好地达到个性化治疗的需求，应让患者和（或）其家属积极地参与其中营养评估和支持方案的制订。因而，针对个体患者的营养评估小组还应该包括患者本人和（或）其若干家属。

营养评估小组技术人员的基本要求和职能需要其具备一定的条件，包括但不限于以下要求：一定年限的工作经验；非营养技术人员，需参加过至少 3 次临床营养理论和技术培训；具备专科或以上教育学历；具备良好的沟通、协调及表达能力。近来提倡复合型营养评估的概念，是由接受过培训的营养师、护师（士）及临床医生对患者的临床病史、营养摄入史、营养代谢情况、机体各类功能等进行全面评定。复合型营养评估的目的是为了指导医生和营养师的营养支持计划的制订，进一步研讨营养支持疗法的适应证和营养支持疗法可能伴随发生的不良反应。

营养支持是一个系统工程，需要营养小组的紧密协作。按 ASPEN（2011 年版）指南的要求，基本流程包括"营养筛选 – 营养评估 – 营养支持"三个基本步骤。①营养筛查的目的在于将具有营养风险的高危人群识别出来；②营养评估在于全面评估患者的营养状况及吞咽情况，制订相应的营养计划，如营养目标、营养途径；③营养支持为最后营养计划的实施阶段。

主管医生是营养小组的负责人和协调人，根据患者的病情综合各部门的意见并提出营养的最终方案。

护士是首先接触患者也是跟患者联系最紧密的人。首先，需要对患者的营养状态进行筛查和初步评估，指导患者选择适当的热量和营养成分，监测患者当前的营养状况和持续的营养需要。另外，根据医嘱执行管饲、治疗性经口喂食、食物调配等操作。

语言治疗师（speech therapist，ST），国外又称言语-语言病理学家（speech language pathologist, SLP）需要对吞咽功能进行全面的评估和康复治疗，与营养医生及主管医生讨论决定患者的进食方式、食物的种类，对于有条件经口进食的患者进行初期的喂食训练。

物理治疗师与作业治疗师在营养管理中的作用不容忽视，特别是伴有吞咽障碍的患者往往还存在肢体运动障碍、体力耐力问题、认知功能障碍，使得患者在摄食过程中面临困难，如不能保持坐位，手不能持勺进食，认知问题导致对食物的感知障碍不愿意进食、吞咽启动困难等现象的发生。此时物理治疗师对患者运动功能的治疗（如平衡、耐力恢复）方面非常重要。作业治疗师在上肢的进食动作、认知功能的训练方面提供帮助。

有条件的医院，营养医生可与病房医护人员一起或单独对患者进行全面的营养评估，或把评估限定在治疗调整阶段的特殊需要上。营养医生也应与其他康复小组成员密切合作，根据所需的营养要求、胃肠道情况、吞咽功能等因素，提供肠内营养物的选择、数量和时间，以确保适当的能量和营养物质的需求，并保障食物和补品的选择不干扰其他因素，如心脏病和糖尿病等。肠内营养不足时保证肠外营养的合理应用。国内大部分医院的目前状况是营养医生相对不足。因此，对于复杂病例需要求助于专业的营养科医生，而一般的营养计划可由主管医生替代。

营养评估小组的首要工作是进行营养筛查，这是所有临床营养支持工作的第一步。然而，目前我国营养筛查工作在临床尚未得到很好的普及。因此，未来营养评估工作，首先应使营养筛查能在临床工作中普及并规范运用，将营养风险筛查工具（如NRS2002）纳入日常住院病历的书写中，并通过规范化培训达到正确使用的目的，根据实际使用经验不断完善评估工具，帮助营养支持决策的制订。推荐按照ASPEN于2011年提出的肠外肠内营养临床指南的营养诊疗流程进行（图11-2）。

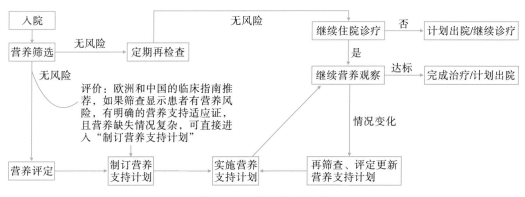

图 11-2　营养诊疗流程

（陈超刚，唐志明）

参考文献

［1］Edington J, Boorman J, Durrant ER, et al. Prevalence ofmalnutrition on admission to four hospitals in England. The Malnutrition Prevalence Group. Clin Nutr, 2000, 19:191-205.

［2］Braunschweig C, Gomez S, Sheean PM. Impact of declines in nutritional status on outcomes in adult patients hospitalized for more than 7 days. J Am Diet Assoc, 2000, 100:1316-1322.

［3］Bruun LI, Bosaeus I, Bergstad I, et al. Prevalence of malnutrition in surgical patient S: Evaluation of nutritional support and documentation. Clin Nutr, 1999, 18:141-147.

［4］Rasmussen HH, Kondrup J, Staun M, et al. Prevalence of patients at nutritional risk in Danish hospitals. Clin Nutr, 2004, 23:1009-1015.

［5］Lanoir D, Chambrier C, Colin G, et al. Perioperative artificial nutrition in elective surgery. Ann Fr Anesth Reanim, 1996, 15:149-156.

［6］Hochwald SN, Harrison LE, Heslin MJ, et al. Early postoperative enteral feeding improves whole body protein kinetics in upper gastrointestinal cancer patients. Am J Surg, 1997, 174:325-330.

［7］Heyland TK, MacDanald S, Keefe L, et al. Total parenteral nutrition in the critically ill patient. A Meta-analysis. J Am Med Assoc, 1998, 280:2013-2019.

［8］Khursheed N. Jeejeebhoy, MD, PhD. Nutritional Assessment. Nutrition, 2000, 16: 585-590.

［9］Cilhride JA. Nutritional consideration for the stroke patient with dysphagia. Top Stroke Rehabil, 1996, 3:51-68.

［10］Hester DD. Nutrition support dietetics Core wCurriculum American society for parenteral & enteral nutrition. Second edition, 1993, 229- 241.

［11］Mccluskey A, Thomas AN, Bowles BJ, et al. The prognostic value of serial measurements of serum albumin concentration in patients admitted to an intensive care unit. Anaesthesia, 1996, 51: 724- 727.

［12］Kung SP, Tang CJ, Wu CW, et al .Serum albumin concentration, a prognostic indicator for acute surgical patients. Chin Med J(Tai Pei), 1999, 62: 61-67.

第十一章　吞咽障碍患者的营养评估

［13］Chan S, McCowen KC, Blackbum GL. Nutrition management in the ICU. Chest, 1999, 115(5 Suppl):145S.

［14］Cerra FB, Benitez MR, Blackburn GL, et al . Applied nutrition in ICU patients. A consensus statement of the American College of Chest Physicians. Chest, 1997, 111:769–778.

［15］Schloerb PR, Henning JF. Patterns and problems of adult total parenteral nutrition use in US academic medical centers. Arch Surg, 1998, 133:7–12.

［16］MaClave SA, Snider HL, Spain DA. Preoperative issues in Clinical Nutritions. Chest, 1999, 115(5 Suppl):64S.

［17］Guthrie RD, Hines C. Use of intravenous albumin in the critically ill patient. Am J Gastroenterol, 1991, 86 :255–263.

［18］Detsky AS, Mclaughlin JR, Baker JP, et al. What is subjective global assessment of nutritional status. J Parenter Enterol Nutr, 1987, 11:8–10.

［19］J. M .Jones. The methodology of nutritional screening and assessment tools. J Hum Nutr Dietet, 2002, 15: 59–71.

［20］NC Shum, WWH Hui, FCS Chu, et al. Prevalence of malnutrition and risk factors in geriatric patients of a convalescent andrehabilitation hospital. Hong Kong Med Journal, 2005, 11:234–242.

［21］Jones CH, Wolfenden RC, Wells LM, et al. Is subjective global assessment a reliable measure of nutritional status in hemodialysis. J Ren Nutr, 2004, 14: 26–30.

［22］Guigoz Y, Vallas BJ, Carry PJ. Assessing the nutritional status of the elderly: the Mini–Nutritional Assessment as part of the geriatric evaluations. Nutr Rev, 1996, 54: 59–65.

［23］Rubenstein LZ, Harker JO, Salva A, et al. Screening for under–nutrition in geriatric practice:developing the short–form mini–nutritional assessment (MNA–SF). J Gerontol Biol Sci, 2001, 56:366–372.

［24］何扬利 , 赛在金 . 简易营养评价法及简易营养评价精法对老年人营养不良的评价 . 中华老年医学杂志 , 2005, 24:278–281.

［25］Cohendy R, Rubenstein LZ, Eledjam JJ. The Mini Nutritional Assessment–Short Form for preoperative nutritional evaluation of elderly patients. Aging (Milano), 2001, 13:293–297.

［26］Masafumi Kuzuya, Shigeru Kanda, Teruhiko Koike. Evaluationof Mini–Nutritional Assessment for Japanese frai. Nutrition, 2005, 21:498–503.

［27］Kondrup J, Rasmussen HH, Hamberg U, et al. Nutritional risk screening(NRS 2002): a new method based on an analysis of controlled clinical trials. Clin Nutr, 2003, 22:321–336.

［28］Kondrup J, Allison SP, Elia M, et al. ESPEN guidelines for nutrition screening 2002. Clin Nutr, 2003, 22:415–421.

［29］朱翠凤 . 吞咽障碍患者营养评估的营养支持 . 中华物理医学与康复杂志 , 2009, 12:799–782.

［30］卒中患者吞咽障碍和营养管理中国专家组 . 卒中患者吞咽障碍和营养管理的中国专家共识 (2013 版). 中国卒中杂志 , 2013, 8: 973–983.

［31］Teitelbaum D, Guenter P, Howell WH, et al. Definition of terms, style, and conventions used in A.S.P.E.N.Guidelines and Standards. Nutr Clin Pract, 2005, 20:281–285.

［32］杨剑 , 张明 , 蒋朱明 , 等 . 营养筛查与营养评定 . 中华临床营养杂志 , 2017, 25:59–64.

［33］靳云云，郭松雪，有传刚，等 . 营养风险筛查 2002 在中国的应用概况 . 中华临床营养杂志，2015, 23:255-258.

［34］Malnutrition Advisory Group.A consistent and reliable tool for malnutritionscreening.Nurs Times, 2003, 99:26-27.

［35］Stratton RJ, Hackston A, Longmore D, et al. Malnutrition in hospital outpatients and inpatients: prevalence, concurrent validity and ease of use of the 'malnutrition universal screening tool' ('MUST') for adults. Br J Nutr, 2004, 92: 799-808.

［36］Stratton RJ, King CL, Stroud MA, et al. "Malnutrition Universal Screening Tool" predicts mortality and length of hospital stay in acutely ill elderly.Br J Nutr, 2006, 95:325-330.

［37］McClave SA, Taylor BE, Martindale RG, et al. Guidelines for the Provision and Assessment of Nutrition Support Therapy in the Adult Critically Ill Patient: Society of Critical Care Medicine (SCCM) and American Society for Parenteral and Enteral Nutrition (A.S.P.E.N.). JPEN J Parenter Enteral Nutr, 2016, 40:159-211.

［38］Starke J, Schneider H, Alteheld B, et al. Short-term individual nutritional care as part of routine clinical setting improves outcome and quality of life in malnourished medical patients.Clinical Nutrition, 2011, 30:194-201.

［39］Tevik K, Thürmer H, Husby MI, et al. Nutritional risk screening in hospitalized patients with heart failure.Clinical Nutrition, 2014, 34: 257-264.

［40］Orellkotikangas H, Sterlund P, Saarilahti K, et al. NRS-2002 for pre-treatment nutritional risk screening and nutritional status assessment in head and neck cancer patients.Supportive Care in Cancer, 2015, 23:1495-1502.

［41］Marian AE van Bokhorst-de van der Schueren, Guaitoli PR, Jansma EP, et al. Nutrition screening tools: Does one size fit all A systematic review of screening tools for the hospital setting.Clinical Nutrition, 2013, 33:39-58.

［42］Jensen GL, Hsiao PY, Wheeler D. Adult nutrition assessment tutorial. J Parenter Enteral Nutr, 2012, 36:267-274.

第十一章 吞咽障碍患者的营养评估

反侵权盗版声明

电子工业出版社依法对本作品享有专有出版权。任何未经权利人书面许可，复制、销售或通过信息网络传播本作品的行为，歪曲、篡改、剽窃本作品的行为，均违反《中华人民共和国著作权法》，其行为人应承担相应的民事责任和行政责任，构成犯罪的，将被依法追究刑事责任。

为了维护市场秩序，保护权利人的合法权益，我社将依法查处和打击侵权盗版的单位和个人。欢迎社会各界人士积极举报侵权盗版行为，本社将奖励举报有功人员，并保证举报人的信息不被泄露。

举报电话：（010）88254396；（010）88258888

传　　真：（010）88254397

E-mail：dbqq@phei.com.cn

通信地址：北京市万寿路 173 信箱

　　　　　电子工业出版社总编办公室

邮　　编：100036